糖尿病の名医が毎日飲んでいる

糖尿病・高血糖予防の

レンチンスープ

監修 栗原 毅　料理 検見﨑 聡美

はじめに

　健康診断の数値が気になり、糖尿病や高血糖に悩む人が女性の間で増えているようです。

　特に中高年女性は食事のほかにおせんべいやクッキー、果物などの糖質たっぷりの間食をとっていたり、ダイエットのためにお昼ごはんをざるそばにして低カロリー・高糖質の食事をとっていたりすることが原因の一端にあるのではないかと考えています。

　本書で紹介する「糖尿病・高血糖予防スープ」は、「トマト」「玉ねぎ」など血圧の上昇を抑える食材を用い、ゆっくりと噛むことができる具が入った、食後血糖値が急激に上がることを防ぐスープです。

　いずれも管理栄養士であり、料理研究家の検見﨑聡美先生が考案してくださった、1人分が短時間で作れる、電子レンジ調理に特化したレシピです。電子レンジを使う利点は「加熱時間の調整が簡単であること」「正しく使えば火災の心配がいらないこと」「洗い物が少なくてすむこと」です。

　ぜひ、毎日気軽にとり入れることで、糖質を減らしながらも満足度の高い食事を楽しんでください。

医学博士　栗原　毅

糖尿病の名医が毎日飲んでいる 糖尿病・高血糖予防のラクうまレンチンスープ もくじ

ちょっと付け足し副菜スープ

装幀　村田　隆（bluestone）

イラスト　かたおか朋子

撮影　千葉　充

スタイリング　黒木優子

調理助手　大木詩子

組版　朝日メディアインターナショナル株式会社

糖尿病・高血糖が心配な人へ

毎年受ける健康診断で「血糖値が高め」「糖尿病の恐れがある」と言われた人も多いのでは。体の中はどうなっているのでしょうか。

糖質の多い食事に潜むキケン

「糖質」は毎日食べる米飯やパン、砂糖、果物などに含まれますが、糖質は、口や胃などで消化酵素によって分解され小腸で分解され血液に入ります。このブドウ糖の濃度を「血糖値」といいます。食後に血糖値が上昇するとすい臓から出されるインスリンが働き、血液中のブドウ糖が全身をめぐり、エネルギー源になりますが、血液中で使われず余ったブドウ糖は、肝臓や筋肉に蓄えられます。

食後に血糖値が上がっても、健康な人であれば適切な分量のインスリンが分泌されるのでじきに正常値に戻りますが、糖質の多い食事をしていると、増えすぎたブド

ウ糖にインスリンの分泌が追いつかなくなり、高血糖に。高血糖の人の中には食後にだけ血糖値が上がる食後高血糖の人もおり、やがて糖尿病になる恐れがあります。

インスリンが充分に働かなくなる原因は「インスリンの分泌不足」で、普段から米飯やお菓子をたくさん食べる人に多くみられます。

糖の摂取量が多いと、血中に増えた糖に対応するためにインスリンが大量に必要になります。この状態が続くことにより、すい臓が疲弊してインスリンをつくる力が低下し、血糖値が上昇します。また、インスリンが充分につくられても、内臓からインスリンを低下させる物質が分泌されることでインスリンの効きが悪くなり血糖値が上がってしまうのです。

糖尿病は「血糖値」と「ヘモグロビンA1c」とで診断

　血液中に余分なブドウ糖があると、血液中のタンパク質の一種であるヘモグロビンと結びついて「ヘモグロビンA1c」となります。「血糖値」はその時点での血液中のブドウ糖の濃度を表しますが、空腹時には低く、食事をすると上昇し、日々変動するものです。

　対して「ヘモグロビンA1c」は過去1、2か月の血糖値の平均を示します。1か月以上同じ数値が続くため、この数値を確認すると糖尿病の早期発見につながります。

　まず、10時間以上絶食し、空腹時に採血します。血糖値110mg／dℓ未満が正常値、126mg／dℓ

以上は再検査となります。

　再検査では、空腹時に75gのブドウ糖が入った水を飲んだあと、30分後、1時間後、1時間半後、2時間後の4回採血し、血糖値の変動を見る「ブドウ糖負荷試験」が行われます。2時間後の血糖値が200mg／dℓの場合、糖尿病と診断されます。140mg／dℓ以上200mg／dℓ未満の場合は境界型とされ、3〜6か月後に再度検査を行います。

■ヘモグロビンA1cの状態でわかる
　血糖コントロールの状態

	ヘモグロビンA1c（%）	
低	4.3 ～ 5.5	正常
	この値を目標にする	
	5.6 ～ 5.9	治療の目標
	食事や運動で正常値を目指す	
	6.0 ～ 6.4	境界型
	食事や運動で5.9%以下を目指す	
	6.5 ～ 6.9	合併症を予防
	6.5%以上で糖尿病と診断される	
高	7.0 ～	キケン
	すぐに治療を開始する必要あり	

特に中高年女性は糖質のとりすぎに注意！

女性ホルモンの変化やダイエットの影響で、知らず知らずリスクの高い食生活を送っている人も少なくありません。

糖質をとりすぎる女性が陥る「脂肪肝」も糖尿病の原因に

食事で糖質をとりすぎると、中性脂肪がたまり、一定量を超えると「皮下脂肪」や「内臓脂肪」として蓄えられ肥満につながります。それらが日々の活動で消費されずにいると、第三の脂肪と呼ばれる「異所性脂肪」となり、肝臓や脾臓、筋肉などにたまっていきます。

女性ホルモンのエストロゲンには「異所性脂肪」がつくのを抑える働きがありますが、閉経が近づくと減少するので、女性は閉経のころから肝臓に「異所性脂肪」が増え、「脂肪肝」になる人が増えていくのです。近年、「脂肪肝」が原因で「糖尿病」を発症するケースが多くみられます。

中でも50代の女性は糖質を一日の基準量の2倍とる人もおり、エストロゲンが減少してくる50代以降の女性は、特に糖尿病リスクに気をつけなければなりません。

■一日の食生活で摂取している糖質量

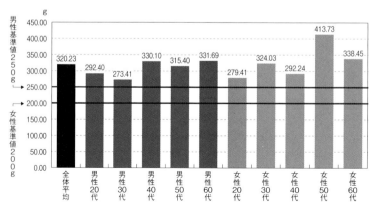

栗原毅・サッポロビール株式会社「食習慣と糖に関する20～60代男女1000人の実態調査」（2015年）

ダイエットをする女性ほど糖質をとりすぎてしまう!?

また、私が心配しているのは、ダイエットをしたいがために、カロリーが低いメニューを選ぶことで、かえって糖質をとりすぎてしまう女性が多いことです。例えばシーザーサラダよりも春雨サラダの方が糖質が多いことは意外に知られていません。体の状態を悪化させないためには、カロリーよりも糖質のとりすぎや運動不足といった食生活を含めた生活習慣の改善が不可欠です。

私のクリニックでも本書で紹介するような食材をスープとして食べる方法を指導し、血糖値が改善した人たちがたくさんおられますので、ぜひ試してみてください。

■「全回答者の中で基準値以上の糖質をとっている人」の割合と
　「食生活でカロリーのとりすぎに注意している人の中で基準値以上の糖質をとっている人」の割合

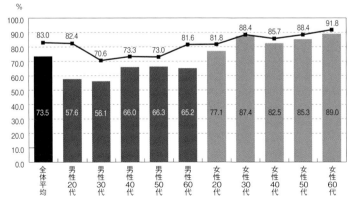

棒グラフ＝
全回答者の中で基準値以上の糖質をとっている人の割合

折れ線グラフ＝
「食生活でカロリーのとりすぎに注意している人の中で基準値以上の糖質をとっている人」の割合

注）カロリー：熱量＝エネルギーの単位。炭水化物、タンパク質、脂質からなる
糖質：炭水化物から食物繊維を抜いたもの

栗原毅・サッポロビール株式会社「食習慣と糖に関する20～60代男女1000人の実態調査」（2015年）

食べ方の工夫で糖尿病・高血糖を防ぐ

糖質をとりすぎてしまわないように、どのような工夫をすればよいのでしょうか。

糖質は減らしてタンパク質をもっととる

糖尿病・高血糖を防ぐために気をつけるべき点は大きく分けて3つあります。

1つめに、**1日の糖質量は200グラムまで**と心得てください。8ページでも紹介したように、特に50代女性は糖質をとりすぎています。これは、食事のほかに、おせんべいやケーキ、果物など、知らず知らず間食で糖質をとっているからです。

このような方は、普段の食事の中で米飯を10%から15%ほど少なめにするなどの工夫が必要です。

2つめに、**タンパク質をもっととる**ことを意識してください。

筋肉、血管、心臓、脳、皮膚、髪の毛、目、神経などはタンパク質からつくられています。近年、加齢や栄養不足により筋肉量が減少し、体が動かなくなるサルコペニアという現象が問題になっています。一日に必要なタンパク質は体重に1〜1・2をかけたグラム数となりますが、特に高齢になるほど意識してとらないと不足してしまうのです。

■1日の糖質量は200g（男性は300g）を守る

参考：ご飯1杯分（150g）に含まれる糖質量は
55.2g（角砂糖13.8個分）

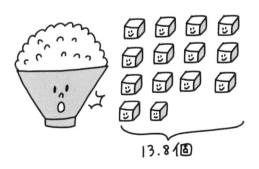

13.8個

糖化ストレスを減らす
調理法を

3つめに、**糖化ストレスに注意すること**、です。「体のサビ」という言葉を聞いたことはありますか？ 体内に活性酸素が増えると動脈硬化を引き起こし、生活習慣病になりやすくなってしまう「酸化」という現象が起こることが知られています。

対して体の「コゲ」、「糖化」は糖尿病や高血圧、脂質異常症などの生活習慣病や、髪の毛、肌などの老化、認知症など老化の原因になることが明らかになってきました。

「糖化」とは、糖質がタンパク質と結合して細胞機能を衰えさせる現象です。糖化によって編成した

タンパク質をAGEといいます。AGEは、こんがり焼いた茶色の部分に多く含まれ、高温で調理すればするほど増えていきます。

例えば魚や肉、野菜であれば、生→蒸す→焼く→揚げるの順でAGEは多くなっていきます。AGEを増やさない調理法は、蒸す、ゆでる、煮るなどです。本書で紹介するスープは、AGEを増やさない、老化を防ぐという意味でも、非常にすぐれているのです。

■例えば鶏肉では…
　調理法でこんなに違う！

【調理法】	【AGE値】
ホイル包み	769KU/100 g
水炊き	957 KU/100 g
チキンソテー	4938 KU/100 g
唐揚げ	9732 KU/100 g

なぜスープは
血糖値改善によいのか

食事の中で糖質を上手に減らし、糖化を防ぎながらタンパク質をもっととり入れることができる料理こそ、本書で紹介するスープなのです。

医師も飲んでいる健康スープ

食材が蒸されることで嵩（かさ）が減り、たっぷりと野菜をとることができます。

また、焼いたり揚げたりといった調理法に比べて、肉や魚などのタンパク質の糖化を減らすことができます。

加えてだしや食材の旨味や栄養が凝縮しているので、温かい食事、汁物のボリュームで精神的にも満たされ、ほかの主食や副菜を食べすぎないですみます。

私は医師として多忙な毎日を送っていますが、健康でいつづけるためには食生活にも気をつけるようにしています。

個人的によく食べているのは、

かつお節や昆布、野菜のだし汁で作ったスープや鍋物です。スープというよりみそ汁ですが、野菜と鮭のみそ汁や石狩鍋、渡りガニのみそ汁が好物です。

また、お肉を食べる際には糖化を防ぐため、しゃぶしゃぶにするようにしています。

これらの食材の味がしっかり溶けこんだスープは、旨味がしっかりしているので大好きです。具はあえて大きめにし、よく噛みながら食べ、早飲みをしないことが、食後血糖値を上げないための重要なポイントです。

温かく、心のストレスも軽減され満足感が得られるスープは、朝、昼、晩、どんな体調のときでもスーッと体にしみこむ、毎日の生活に欠かせないメニューです。

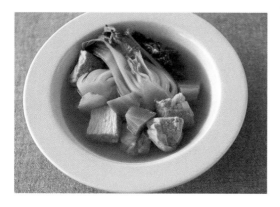

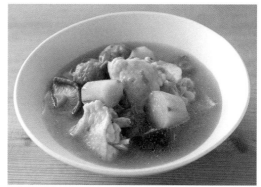

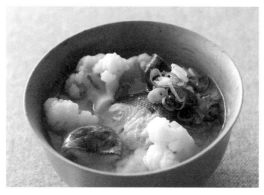

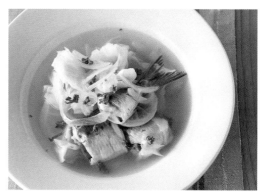

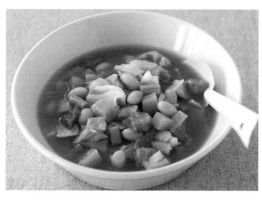

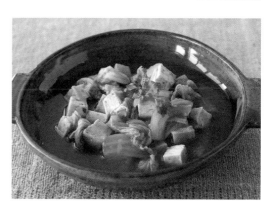

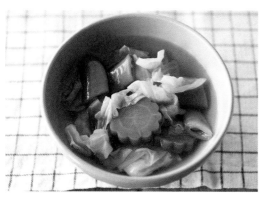

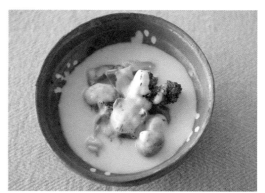

電子レンジ加熱について

充分に気をつけること

●加熱時間は様子を見ながら

レシピにある電子レンジの加熱時間は目安です。容器や気温など、様々な条件で変わるので様子を見ながら加熱しましょう。

●途中で様子を見る

容器の中が煮えて電子レンジの庫内が蒸気で充満してきたら、一度止めて様子を見てください。

●取り出すときに注意

電子レンジで加熱した後は中身が熱くなっているので、蒸気などでやけどをしないように注意しましょう。また、取り出してすぐは油脂分や液体の膜が破裂することがあるので注意しましょう。決してのぞきこまないこと。

●電子レンジのワット数を確認

本書は600Wで加熱した場合の時間を掲載しています。600W以外の加熱時間は、右の表を確認してください。

●きちんと掃除をして火事を防止

電子レンジの中が汚れていることが原因の火事が増えています。

食べ物のかすなど、定期的に掃除しましょう。

〈電子レンジワット数別加熱時間換算表〉

500W	600W	700W	800W
40秒	30秒	30秒	20秒
1分10秒	1分	50秒	50秒
1分50秒	1分30秒	1分20秒	1分10秒
2分20秒	2分	1分50秒	1分40秒
3分	2分30秒	2分20秒	2分
3分40秒	3分	2分40秒	2分20秒
4分50秒	4分	3分40秒	3分10秒
6分	5分	4分30秒	4分
7分10秒	6分	5分20秒	4分50秒
8分20秒	7分	6分20秒	5分40秒
9分40秒	8分	7分10秒	6分20秒
10分50秒	9分	8分10秒	7分10秒
12分	10分	9分	8分

本書で使用した電子レンジ調理の道具類

ラップ

熱や水分を逃がさないために使用。

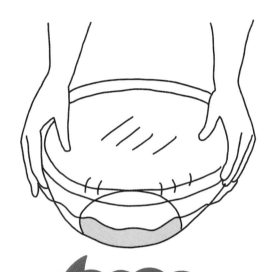

破裂防止のため、ラップをかけるときはふんわりとかけるか、端をあけること

耐熱ボウルや耐熱保存容器

汁気の多い料理を作る際には、耐熱ボウルや耐熱容器を使用します。

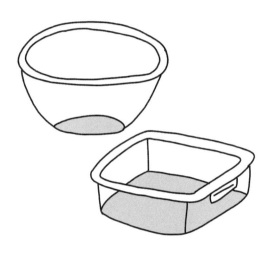

※電子レンジで液体を加熱するとき、沸点に達しているのに沸騰しないことがまれにあります。このようなときにはちょっとした刺激で液体が激しく飛び散ることがあるので注意してください。

＼＼ 電子レンジ調理に、これは使わないで！ ／／

✕ 金属を使ったもの　　✕ ホーロー

✕ 漆器　　　　　　　　✕ ジッパー付き保存袋

✕ 木や竹

このほか、電子レンジ加熱に対応しているかどうか、注意書きをきちんと見るようにしましょう。

本書の見方

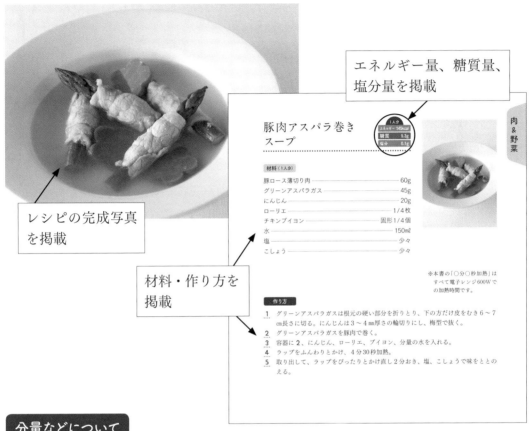

エネルギー量、糖質量、塩分量を掲載

レシピの完成写真を掲載

材料・作り方を掲載

肉 & 野菜

豚肉アスパラ巻きスープ

1人分	
エネルギー	145kcal
糖質	5.3g
塩分	0.1g

材料（1人分）

豚ロース薄切り肉 ………………………………60g
グリーンアスパラガス …………………………45g
にんじん …………………………………………20g
ローリエ ………………………………………1/4枚
チキンブイヨン ……………………………固形1/4個
水 ………………………………………………150㎖
塩 …………………………………………………少々
こしょう …………………………………………少々

※本書の「○分○秒加熱」はすべて電子レンジ600Wでの加熱時間です。

作り方

1. グリーンアスパラガスは根元の硬い部分を折りとり、下の方だけ皮をむき6〜7cm長さに切る。にんじんは3〜4mm厚さの輪切りにし、梅型で抜く。
2. グリーンアスパラガスを豚肉で巻く。
3. 容器に2、にんじん、ローリエ、ブイヨン、分量の水を入れる。
4. ラップをふんわりとかけ、4分30秒加熱。
5. 取り出して、ラップをぴったりとかけ直し2分おき、塩、こしょうで味をととのえる。

分量などについて

● レシピ内の電子レンジの加熱時間は600Wの場合を目安としています。それ以外のワット数の電子レンジをお使いの場合は、P14の「電子レンジワット数別加熱時間換算表」を参照し、調整してください。

● 手羽先を除く重量（g）は基本的には正味量ですが、缶汁ごと使用する缶詰など例外がある場合はその旨表記しています。

● 計量単位は、小さじ1＝5㎖、大さじ1＝15㎖で表記しています。

● 野菜類は、指定がない場合、洗う、皮をむく、ヘタ・筋・種を取るなどの作業をすませてからの手順を説明しています。

● チキンブイヨン（固形）は使用の目安である、水300㎖に1個のところを水600㎖に1個の割合で使用しています。

● だし汁…かつお節でとっただし汁／昆布だし…昆布でとっただし汁です。
市販のものでもよいですが、塩分無添加のものを選んでください。

主菜にもなる

ごちそうスープ

Gochisou soup

豚肉アスパラ巻きスープ

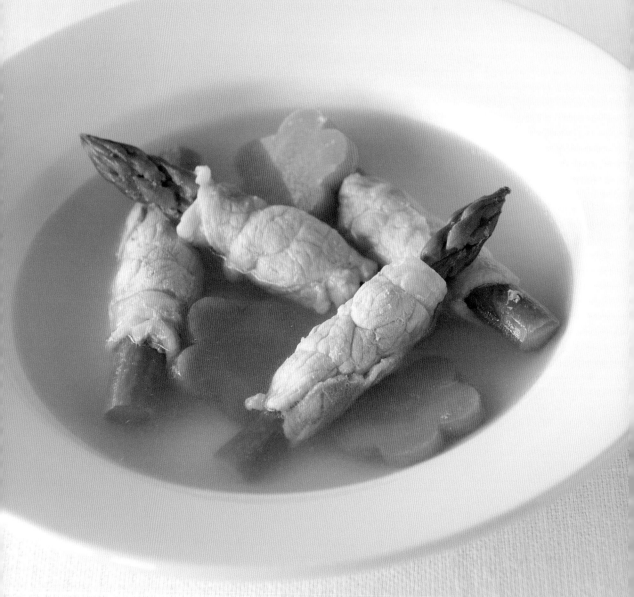

■ 血圧の上昇を防ぐ含イオウ代謝物ア
スパラプチンが含まれるアスパラガ
スは、糖の代謝を助けるビタミンB₁
が豊富な豚肉とも相性抜群。

■LDL（悪玉）コレステロールを減
　少させる不飽和脂肪酸たっぷりの
　豚肉と、食物繊維が豊富な野菜を
　一緒にとりましょう。

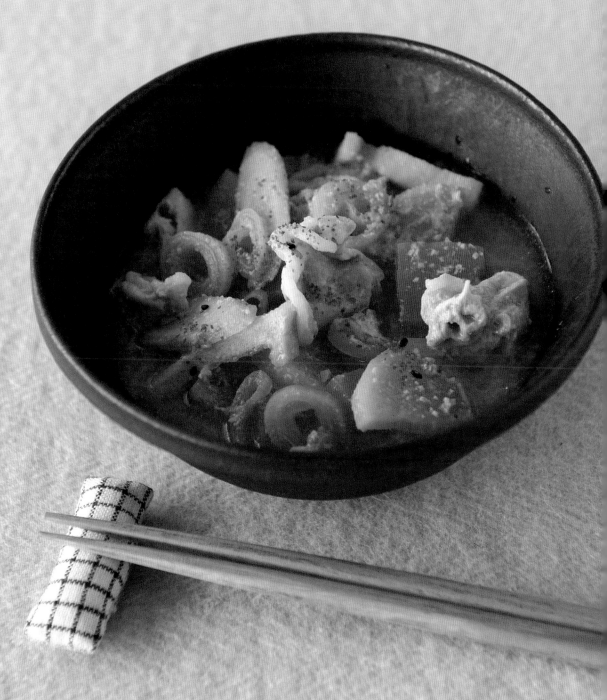

豚汁風

豚肉アスパラ巻き スープ

1人分	
エネルギー	145kcal
糖質	5.3g
塩分	0.1g

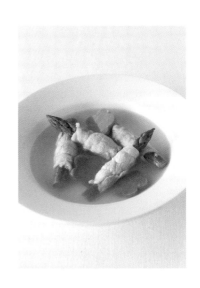

材料（1人分）

豚ロース薄切り肉	60g
グリーンアスパラガス	45g
にんじん	20g
ローリエ	1/4枚
チキンブイヨン	固形1/4個
水	150mℓ
塩	少々
こしょう	少々

※本書の「○分○秒加熱」は
すべて電子レンジ600Wで
の加熱時間です。

作り方

1. グリーンアスパラガスは根元の硬い部分を折りとり、下の方だけ皮をむき6〜7cm長さに切る。にんじんは3〜4mm厚さの輪切りにし、梅型で抜く。
2. グリーンアスパラガスを豚肉で巻く。
3. 容器に **2**、にんじん、ローリエ、ブイヨン、分量の水を入れる。
4. ラップをふんわりとかけ、4分30秒加熱。
5. 取り出して、ラップをぴったりとかけ直し2分おき、塩、こしょうで味をととのえる。

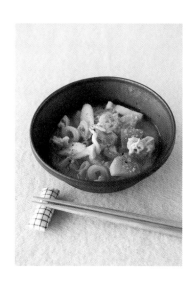

豚汁風

1人分	
エネルギー	166kcal
糖質	9.1g
塩分	1.4g

材料(1人分)

豚ロース薄切り肉	50g
大根	50g
にんじん	20g
ごぼう	10g
長ねぎ	20g
油揚げ	10g
だし汁	150㎖
みそ	小さじ1 1/2
七味唐辛子(好みで)	少々

作り方

1 豚肉は2㎝幅に切る。

2 大根、にんじんは3〜4㎜厚さのいちょう切り、ごぼうは斜め薄切り、長ねぎは小口切り、油揚げは細切りにし、油抜きする。

3 容器に1、2、だし汁を入れ、みそを加え、溶かす。

4 ラップをふんわりとかけ、5分加熱。

5 取り出して、ラップをぴったりとかけ直し、2分おく。好みで七味唐辛子をふる。

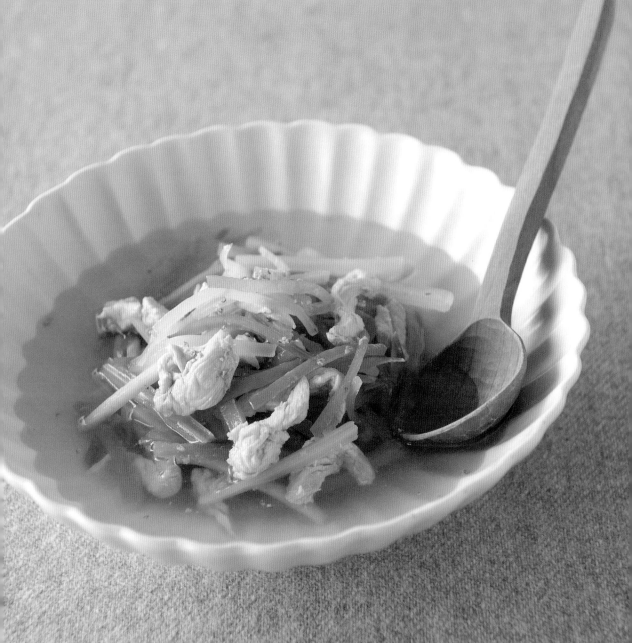

■鶏ささみには肝機能を強化する必須アミノ
　酸の一種メチオニンが、セロリにはインス
　リン抵抗性を改善し、血糖値を下げる作用
　があるフラボンが含まれています。

ささみと
細切り野菜のスープ

ボルシチ風

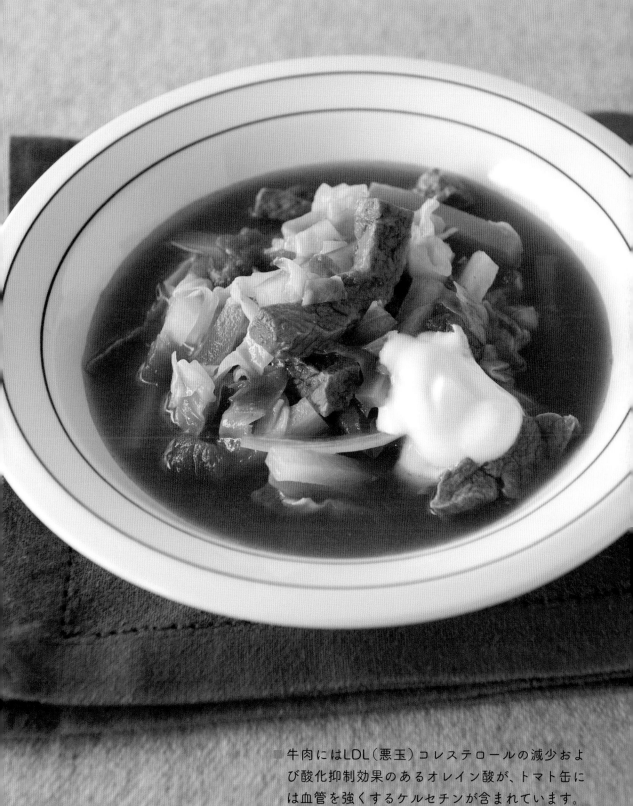

牛肉にはLDL（悪玉）コレステロールの減少およ
び酸化抑制効果のあるオレイン酸が、トマト缶に
は血管を強くするケルセチンが含まれています。

ささみと
細切り野菜のスープ

1人分	
エネルギー	75kcal
糖質	5.1g
塩分	1.3g

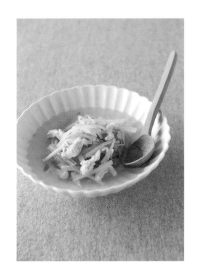

材料（1人分）

鶏ささみ	50g
セロリ	40g
にんじん	20g
ごぼう	10g
絹さや	10g
だし汁	150mℓ
塩	少々
粗挽き白こしょう	少々

作り方

1 ささみは筋を取り、細切りにする。
2 セロリ、にんじん、ごぼう、絹さやも細切りにする。
3 容器に 1、2、だし汁、塩を入れる。
4 ラップをふんわりとかけ、4分加熱。
5 取り出して、ラップをぴったりとかけ直して2分おき、こしょうで味をととのえる。

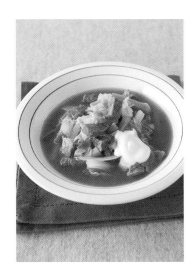

ボルシチ風

1人分
エネルギー 282kcal
糖質 9.9g
塩分 1.1g

材料（1人分）

牛ももステーキ肉	50g
大根	30g
にんじん	20g
キャベツ	50g
トマト缶（ダイス）	50g
ローリエ	1/4枚
チキンブイヨン	固形1/4個
水	120㎖
塩	適量
こしょう	適量
プレーンヨーグルト	50g

作り方

1 ヨーグルトはキッチンペーパーを敷いたざるに入れ、20分おいて水切りする。
2 牛肉は1㎝幅に切り、塩、こしょう各少々をふる。
3 大根、にんじんは5㎜角の細切り、キャベツは5㎜幅の細切りにする。
4 容器に2、3、トマト缶、ローリエ、ブイヨン、分量の水を入れる。
5 ラップをふんわりとかけて、5分加熱。
6 取り出して、ラップをぴったりとかけ直し、2分おく。塩、こしょう各少々で味をととのえ、1のヨーグルトを添える。

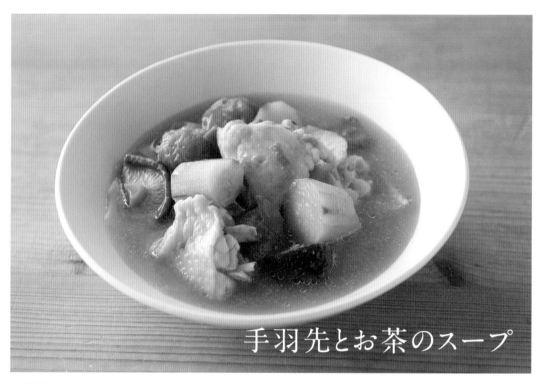

手羽先とお茶のスープ

■ 緑茶には糖の吸収を抑えるカテキンや、リラックス作用で血圧の急上昇を防ぐテアニンが含まれ、きゅうりに含まれるシトルリンは血管を拡げる作用があります。

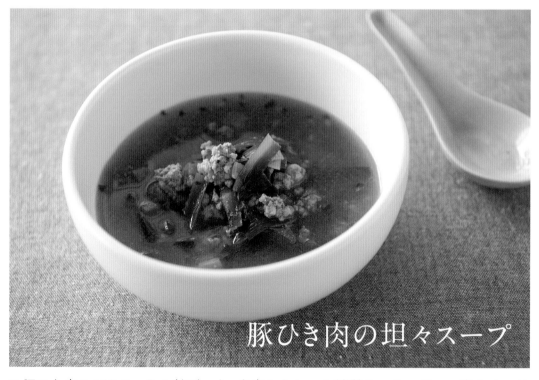

豚ひき肉の坦々スープ

■ 豚ひき肉のビタミンB_1と結びつき、食事からとった糖質をエネルギーに変えるニラがアクセントになったピリ辛味です。

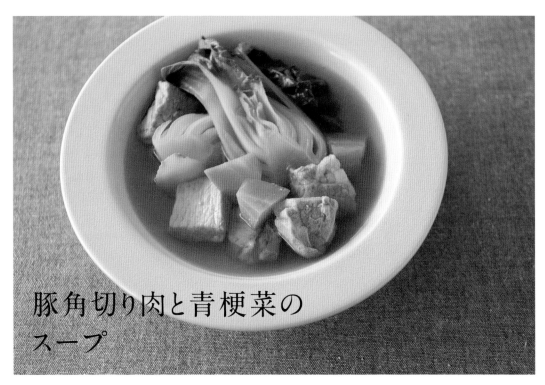

豚角切り肉と青梗菜の
スープ

■ 青梗菜に含まれるカリウムはナトリウム（塩分）を排出する役割があり、高血圧予防に効果があります。

牛こまとモロヘイヤのスープ

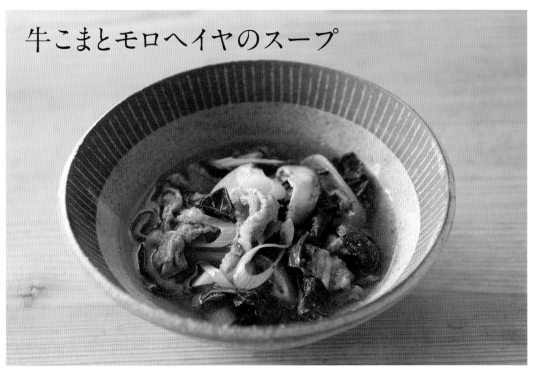

■ モロヘイヤは食後の血糖値や中性脂肪の上昇を抑える働きがあり、体脂肪低減や血圧上昇抑制機能を含む牛肉との相性も抜群です。

手羽先とお茶のスープ

1人分
エネルギー 147kcal
糖質 3.9g
塩分 1.1g

材料（1人分）

手羽先	100g（2本）
きゅうり	40g
しいたけ	1枚（12g）
ミニトマト	5個（50g）
しょうが（薄切り）	2枚
緑茶	150㎖
塩	適量
こしょう	少々

作り方

1. 手羽先はキッチンばさみで2～3㎝幅に切り、塩少々をもみこむ。
2. きゅうりは皮をむいて2㎝幅に切る。しいたけは軸を切り落とし、半分に切る。ミニトマトは竹串でついて、穴をあける。
3. 容器に1、2、しょうが、緑茶を入れる。
4. ラップをふんわりとかけて、5分加熱。
5. 取り出して、ラップをぴったりとかけ直して2分おき、塩、こしょう各少々で味をととのえる。

豚ひき肉の坦々スープ

1人分
エネルギー 172kcal
糖質 6.3g
塩分 1.3g

材料（1人分）

豚ひき肉	50g
A ┌ 白ねりごま	小さじ1
│ 豆板醤	小さじ1/4
└ 甜面醤	小さじ1
ニラ	30g
長ねぎ	10g
チキンブイヨン	固形1/4個
水	150㎖
塩	少々

作り方

1. ニラは2㎝長さに切る。長ねぎは5㎜角に切る。
2. 容器に豚ひき肉を入れ、Aを加え、よく混ぜる。1、ブイヨンを入れ、分量の水を注ぎ入れ、ひき肉をほぐすように軽く混ぜる。
3. ラップをふんわりとかけて、3分加熱。
4. 取り出して、ラップをぴったりとかけ直し、2分おく。塩で味をととのえ、ひき肉をほぐすように混ぜる。

豚角切り肉と青梗菜のスープ

1人分
エネルギー 185kcal
糖質 5.7g
塩分 1.3g

材料（1人分）

豚ロースとんかつ肉 ―――――― 80g
┌ オイスターソース ― 小さじ1/3
A しょうゆ ―――――― 小さじ1/3
└ こしょう ―――――――― 少々
青梗菜 ――――――――――― 80g
にんじん ―――――――――― 15g
にんにく（つぶす） ――――― 1/4片
しょうが（薄切り） ――――― 2枚
チキンブイヨン ――――― 固形1/4個
水 ―――――――――――― 150㎖
塩 ―――――――――――――― 少々
こしょう ――――――――――― 少々

作り方

1 豚肉は2㎝角に切る。
2 青梗菜はたて半分に切る。にんじんは小さめの乱切りにする。
3 容器に 1 を入れ、Aを加えもみこむ。2、にんにく、しょうが、ブイヨン、分量の水を入れる。
4 ラップをふんわりとかけて、5分加熱。
5 取り出して、ラップをぴったりとかけ直して2分おき、塩、こしょうで味をととのえる。

牛こまとモロヘイヤのスープ

1人分
エネルギー 145kcal
糖質 6.9g
塩分 1.1g

材料（1人分）

牛こま切れ肉 ――――――――― 50g
しょうゆ ――――――――― 小さじ1
長ねぎ ―――――――――――― 40g
モロヘイヤの葉 ―――――――― 40g
しいたけ ――――――――――― 1枚
だし汁 ―――――――――――― 150㎖

作り方

1 長ねぎは斜め薄切り、モロヘイヤは2〜3㎝幅に切る。しいたけは軸を切り落とし、薄切りにする。
2 容器に牛肉を入れ、しょうゆをからめる。1 を加え、だし汁を注ぎ入れ、牛肉を軽くほぐす。
3 ラップをふんわりとかけて、3分30秒加熱。
4 取り出して、ラップをぴったりとかけ直し、2分おく。

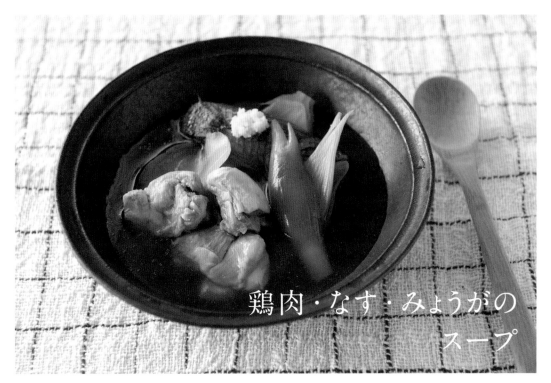

鶏肉・なす・みょうがの
スープ

■ 鶏肉に含まれる必須アミノ酸の一種メチオニンが肝機能を強化し、なすに含まれる
ナスニンには抗酸化力があり、コレステロールの吸収を抑える働きがあります。

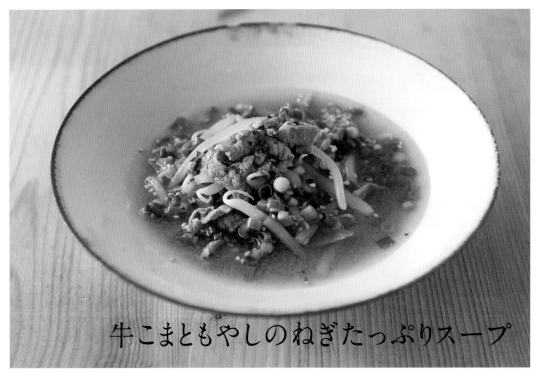

牛こまともやしのねぎたっぷりスープ

■ レタスの2倍の食物繊維が含まれるもやしは、食後血糖値の上昇を抑える働きがあ
り、ねぎに含まれる硫化アリルはコレステロールを低下させる働きがあります。

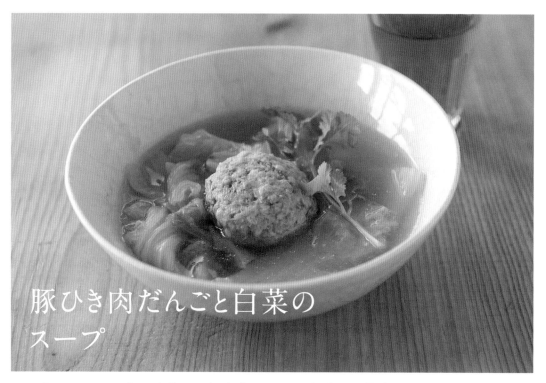

豚ひき肉だんごと白菜の スープ

■ ミネラルたっぷりの白菜には解毒作用のある含硫化合物（イオウ化合物）が含まれているので、体内の有害物質と結びつき、腸内環境をととのえてくれます。

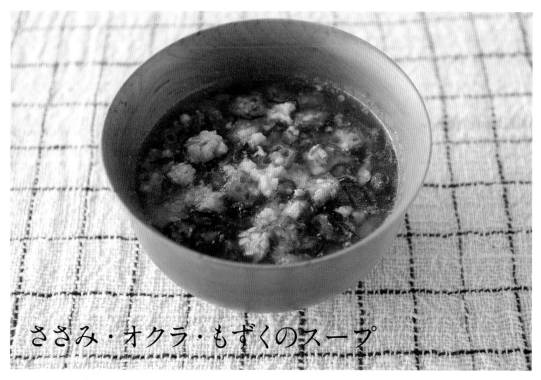

ささみ・オクラ・もずくのスープ

■ オクラに含まれるネバネバが血糖値の上昇を抑えます。もずくにはコレステロールを下げて糖の吸収を抑えるフコイダンが含まれています。

鶏肉・なす・みょうがのスープ

1人分
エネルギー 88kcal
糖質 4.5g
塩分 0.8g

材料（1人分）

鶏もも肉（皮なし）	60g
なす	80g
みょうが	20g
しょうが（薄切り）	2枚
だし汁	150㎖
塩	少々
しょうゆ	少々
おろししょうが	少々

作り方

1. 鶏肉は3cm角に切る。
2. なすはたて半分に切り、皮目に細かく切り込みを入れる。みょうがはたて半分に切る。
3. 容器に1、2、しょうが、だし汁を入れる。
4. ラップをふんわりとかけて、4分加熱。
5. 取り出して、ラップをぴったりとかけ直し、2分おく。塩、しょうゆで味をととのえ、おろししょうがを添える。

牛こまともやしのねぎたっぷりスープ

1人分
エネルギー 214kcal
糖質 5.7g
塩分 0.8g

材料（1人分）

牛こま切れ肉	50g
もやし	50g
万能ねぎ	20g
にんにく（つぶす）	1/4片
白いりごま	小さじ2
ごま油	小さじ1/2
刻み唐辛子	少々
チキンブイヨン	固形1/4個
水	150㎖
塩	少々
こしょう	少々

作り方

1. 万能ねぎは小口切りにする。
2. 容器に牛肉、もやし、1、にんにく、ごま、ごま油、唐辛子、ブイヨン、分量の水を入れ、牛肉をほぐすように軽く混ぜる。
3. ラップをふんわりとかけて、3分加熱。
4. 取り出して、ラップをぴったりとかけ直して2分おき、塩、こしょうで味をととのえる。

豚ひき肉だんごと白菜のスープ

1人分
エネルギー 131kcal
糖質 5.6g
塩分 1.3g

材料（1人分）

豚ひき肉	50g
A ┌ 玉ねぎ（みじん切り）	15g
A ├ 塩	少々
A └ こしょう	少々
白菜	100g
しょうが（薄切り）	2枚
オイスターソース	小さじ1/3
チキンブイヨン	固形1/4個
水	150ml
塩	少々
こしょう	少々
パクチー	適宜

作り方

1. 豚ひき肉にAを加え、よく混ぜ、ひとまとめにする。
2. 白菜は大きめのざく切りにする。
3. 容器に1、2、しょうが、オイスターソース、ブイヨン、分量の水を入れる。
4. ラップをふんわりとかけて、5分加熱。
5. 取り出して、ラップをぴったりとかけ直し、2分おく。塩、こしょうで味をととのえ、パクチーを添える。

ささみ・オクラ・もずくのスープ

1人分
エネルギー 68kcal
糖質 3.2g
塩分 0.9g

材料（1人分）

鶏ささみ	50g
オクラ	40g
おろししょうが	小さじ1/2
チキンブイヨン	固形1/4個
水	150ml
もずく	30g
塩	少々
こしょう	少々

作り方

1. ささみは筋を取り除き、細かく刻み、包丁でたたき、ひき肉状にする。
2. オクラは薄い小口切りにする。
3. 容器に1、2、おろししょうが、ブイヨン、分量の水を入れる。
4. ラップをふんわりとかけて、3分加熱。
5. 取り出して、ラップをぴったりとかけ直し、2分おく。
6. もずくを加え、塩、こしょうで味をととのえる。

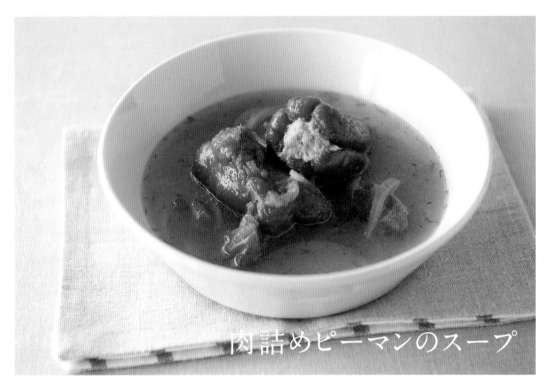

肉詰めピーマンのスープ

■ ピーマンには抗酸化作用のあるビタミンEが含まれ、血中コレステロールや脂肪の酸化を抑えます。トマトや玉ねぎも血糖値を下げる食材の定番です。

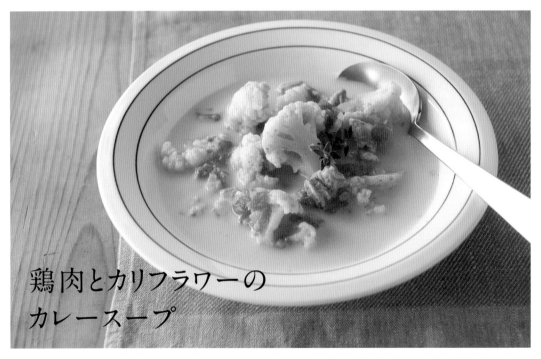

鶏肉とカリフラワーのカレースープ

■ カリフラワーに含まれるカリウムはナトリウム（塩分）を排出する働きがあり、高血圧予防に効果があります。カレー粉を使うことで塩分のとりすぎを防ぐこともできます。

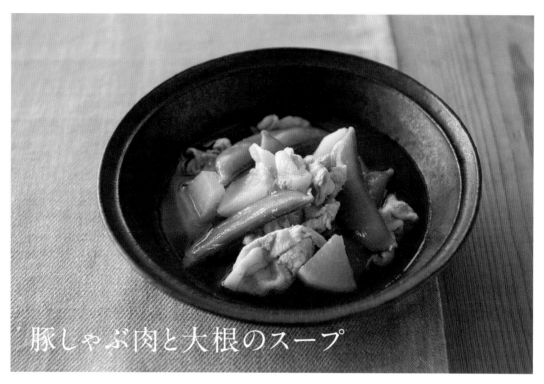

豚しゃぶ肉と大根のスープ

■ 低AGE調理法の代表格である豚しゃぶと、不溶性食物繊維が含まれた大根は相性抜群の組み合わせです。

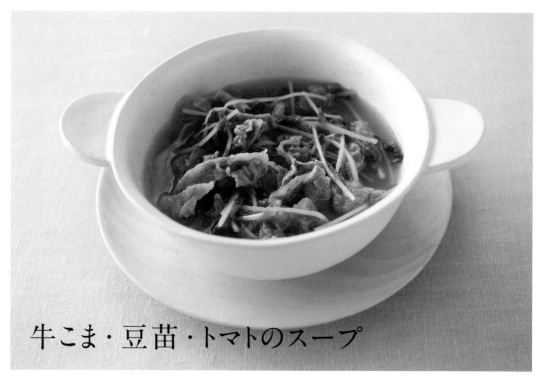

牛こま・豆苗・トマトのスープ

■ 豆苗に含まれる食物繊維が腸内細菌のバランスを改善し、有害物質の発生によるエネルギー代謝の低下を防ぎます。

肉詰めピーマンのスープ

1人分
エネルギー 162kcal
糖質 8.1g
塩分 1.1g

材料（1人分）

豚ひき肉	60g
┌ 玉ねぎ（みじん切り）	15g
A 塩	少々
└ こしょう	少々
ピーマン	2個（40g）
トマト	50g
玉ねぎ	25g
┌ ローリエ	1/4枚
B ディルウィード	少々
└ タイム（ホール）	少々
チキンブイヨン	固形1/4個
水	150㎖
塩	少々

作り方

1 豚ひき肉にAを加え、よく混ぜる。

2 ピーマンはヘタのまわりに切り込みを入れ、種をくり抜き 1 を詰める。

3 トマトはくし形に切り、玉ねぎは薄切りに。

4 容器に 2、3、B、ブイヨン、分量の水を入れる。

5 ラップをふんわりとかけて、5分加熱。

6 取り出して、ラップをぴったりとかけ直して2分おき、塩で味をととのえる。

鶏肉とカリフラワーのカレースープ

1人分
エネルギー 130kcal
糖質 10.9g
塩分 0.9g

材料（1人分）

鶏むね肉（皮なし）	50g
┌ 塩	少々
┌ こしょう	少々
A カレー粉	小さじ1
└ タイム	少々
カリフラワー	50g
トマト	50g
玉ねぎ	25g
チキンブイヨン	固形1/4個
水	100㎖
牛乳	50㎖
タイム（生）	少々

作り方

1 鶏肉は 1 ㎝角に切る。

2 カリフラワーは小さく分ける。トマトは 1 ㎝ 角に切る。玉ねぎは粗みじん切りにする。

3 容器に 1 を入れ、Aをもみこむ。2、ブイヨン、分量の水を入れる。

4 ラップをふんわりとかけて、5分加熱。

5 取り出して、ラップをぴったりとかけ直し、2分おく。

6 牛乳を加えて軽く混ぜ、タイムを添える。

豚しゃぶ肉と大根のスープ

1人分	
エネルギー	130kcal
糖質	6.7g
塩分	0.9g

材料（1人分）

豚しゃぶしゃぶ用	50g
大根	50g
スナップえんどう	30g
しょうが（薄切り）	2枚
チキンブイヨン	固形1/4個
水	150㎖
塩	少々
こしょう	少々

作り方

1 豚肉は長さを半分に切る。
2 大根は小さな乱切り、スナップえんどうは筋をひく。
3 容器に 1、2、しょうが、ブイヨン、分量の水を入れ、軽く混ぜ、肉をほぐす。
4 ラップをふんわりとかけて、5分加熱。
5 取り出して、ラップをぴったりとかけ直して2分おき、塩、こしょうで味をととのえる。

牛こま・豆苗・トマトのスープ

1人分	
エネルギー	138kcal
糖質	6.3g
塩分	1.0g

材料（1人分）

牛こま切れ肉	50g
豆苗	50g
トマト	50g
にんにく（つぶす）	1/4片
オイスターソース	小さじ1/4
チキンブイヨン	固形1/4個
水	150㎖
塩	少々
こしょう	少々

作り方

1 豆苗は4〜5㎝長さに切る。トマトは3㎝角に切る。
2 容器に牛肉、1、にんにく、オイスターソース、ブイヨン、分量の水を入れる。
3 ラップをふんわりとかけて、4分加熱。
4 取り出して、ラップをぴったりとかけ直して2分おき、塩、こしょうで味をととのえる。

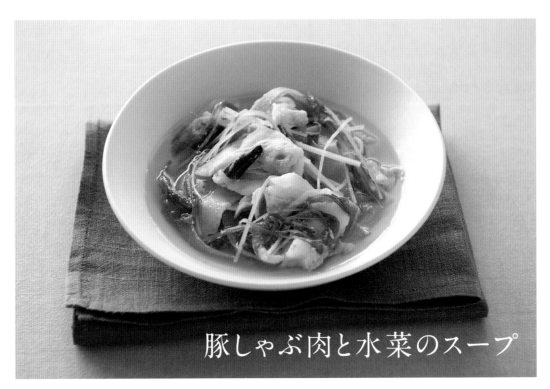

豚しゃぶ肉と水菜のスープ

■ 低AGEの豚しゃぶにお酢を加えることで、だ液や胃液の分泌を促し、消化を助けます。また、酢酸は血圧を下げ、内臓脂肪を減少させる働きがあります。

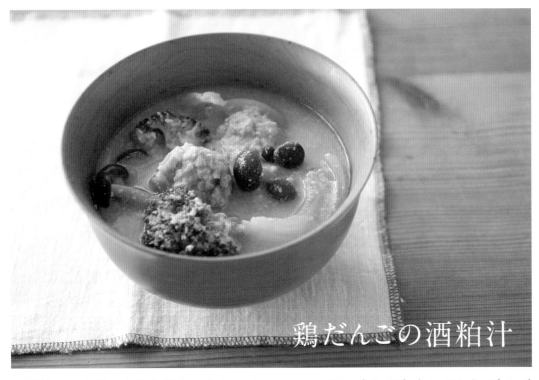

鶏だんごの酒粕汁

■ 酒粕には血糖の上昇を抑えてくれるインスリンに似た成分が含まれており、噛みごたえのあるブロッコリーやしめじ、玉ねぎが食後の急激な血糖値の上昇を防ぎます。

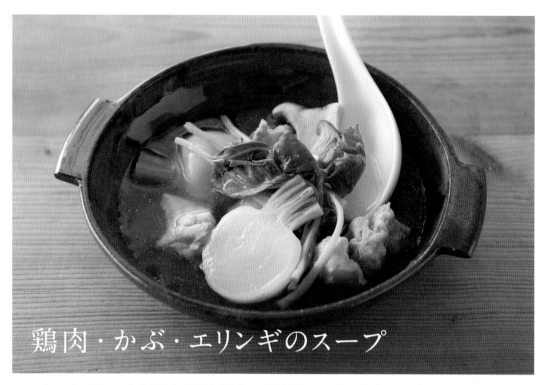

鶏肉・かぶ・エリンギのスープ

■ かぶに含まれる食物繊維や消化酵素が血糖値を下げる働きをします。コレステロールを減少させ、不飽和脂肪酸が含まれる鶏もも肉と合わせて。

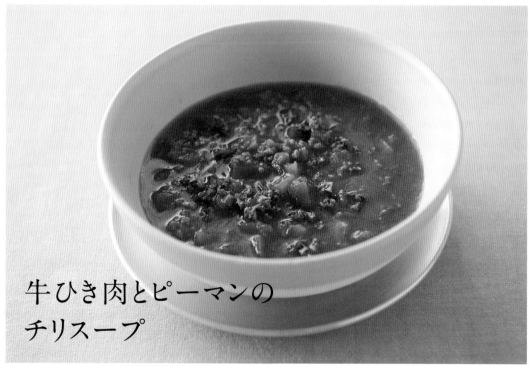

牛ひき肉とピーマンの
チリスープ

■ 様々なスパイスの入ったチリパウダーには心筋梗塞、動脈硬化、高血圧などの生活習慣病予防や糖尿病を予防する成分が含まれています。

豚しゃぶ肉と水菜のスープ

1人分
エネルギー 129kcal
糖質 4.8g
塩分 0.9g

材料（1人分）

豚しゃぶしゃぶ肉	50g
水菜	30g
にんじん	20g
赤唐辛子	1/2本
チキンブイヨン	固形1/4個
水	150㎖
塩	少々
こしょう	少々
酢	大さじ1

作り方

1. 水菜は4cm長さに切る。にんじんは皮むき器でリボン状にむく。
2. 容器に豚肉、1、唐辛子、ブイヨン、分量の水を入れる。
3. ラップをふんわりとかけて、3分30秒加熱。
4. 取り出して、ラップをぴったりとかけ直し、2分おく。塩、こしょう、酢を加える。

鶏だんごの酒粕汁

1人分
エネルギー 176kcal
糖質 9.7g
塩分 1.5g

材料（1人分）

鶏ひき肉	50g
A ┌ 玉ねぎ（みじん切り）	15g
└ 塩	少々
玉ねぎ	50g
しめじ（石づきをとった後）	30g
ブロッコリー	30g
だし汁	120㎖
みそ	小さじ1 1/2
酒粕	15g
水	30㎖

作り方

1. 酒粕を小さくちぎって分量の水に浸してやわらかくする。
2. 鶏ひき肉にAを加えてよく混ぜ、小さめの一口大に丸める。
3. 玉ねぎは1cm幅のくし形に切る。しめじは石づきを切り落とし、ほぐす。ブロッコリーは小さく分ける。
4. 容器に2、3、だし汁を入れ、みそ、1を加え溶かす。
5. ラップをふんわりとかけて、5分加熱。
6. 取り出して、ラップをぴったりとかけ直し、2分おく。

鶏肉・かぶ・エリンギのスープ

1人分	
エネルギー	84kcal
糖質	5.0g
塩分	0.7g

材料（1人分）

鶏もも肉（皮なし）	50g
小かぶ	50g
エリンギ	40g
かぶの葉	15g
だし汁	150㎖
塩	少々
こしょう	少々

作り方

1. 鶏肉は一口大に切る。
2. かぶは茎を1～2㎝つけて、葉を切り落とし、たて半分に切る。エリンギはたて半分に切る。
3. 容器に1、2、だし汁を入れる。
4. ラップをふんわりとかけて、5分加熱。
5. 取り出して、長めに切ったかぶの葉を加え、ラップをぴったりとかけ直し、2分おく。塩、こしょうで味をととのえる。

牛ひき肉とピーマンのチリスープ

1人分	
エネルギー	155kcal
糖質	11.0g
塩分	0.9g

材料（1人分）

牛ひき肉	50g
ピーマン	40g
玉ねぎ	25g
A ┌ チリペッパー	少々
├ チリパウダー	小さじ1/2
├ 塩	少々
└ こしょう	少々
トマトジュース（無塩）	150㎖
チキンブイヨン	固形1/4個
パセリ（みじん切り）	少々

作り方

1. ピーマンは5㎜角、玉ねぎは粗みじん切りにする。
2. 容器に牛ひき肉、1、Aを加え、混ぜる。トマトジュースを注ぎ入れ、全体をほぐし、ブイヨンを加える。
3. ラップをふんわりとかけて、3分30秒加熱。
4. 取り出して、ラップをぴったりとかけ直し、2分おく。パセリをちらす。

さばと梅干しの
おろしスープ

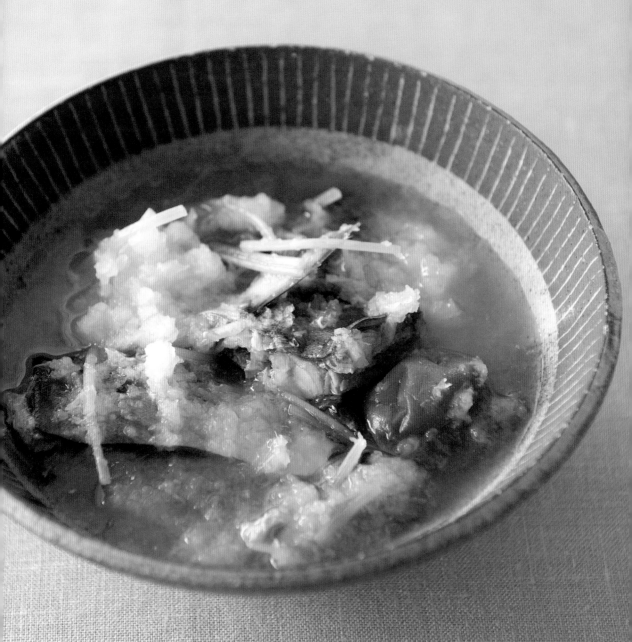

■ さばに含まれるEPAには血液の流れをよくする作用があり、血中のHDL（善玉）コレステロールを増加させてLDL（悪玉）コレステロールや中性脂肪を減らす働きがあります。

いわしにはインスリンの作用を高めるDHAやEPAが含まれており、レモンには末梢血管を強くしたり、脂質異常症を予防する作用があります。

いわしのレモンスープ

さばと梅干しの
おろしスープ

1人分	
エネルギー	154kcal
糖質	8.3g
塩分	1.9g

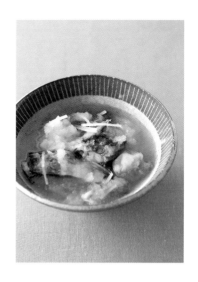

材料（1人分）

さば（切り身）	60g
梅干し	1個
みつば	20g
大根	100g
昆布だし	130㎖
塩	少々

作り方

1 梅干しは全体を竹串でさす。みつばは4㎝長さに切る。大根はすりおろして、水気を切る。

2 さばは2〜3㎝幅に切る。

3 容器に1、2、だし汁を入れる。

4 ラップをふんわりとかけて、4分加熱。

5 取り出して、ラップをぴったりとかけ直して2分おき、塩で味をととのえる。

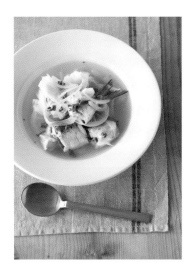

いわしの
レモンスープ

1人分	
エネルギー	117kcal
糖質	8.1g
塩分	0.9g

材料（1人分）

いわし	50g（小1尾）
キャベツ	100g
玉ねぎ	25g
レモン（5㎜幅の輪切り）	2枚
チキンブイヨン	固形1/4個
水	150㎖
塩	少々
こしょう	少々
パセリ（みじん切り）	少々

作り方

1 いわしは頭、内臓を取り除いて3㎝幅に切る。
2 キャベツは3㎝四方に切る。玉ねぎは薄切りにする。
3 容器に1、2、レモン、ブイヨン、分量の水を加える。
4 ラップをふんわりとかけて、4分加熱。
5 取り出して、ラップをぴったりとかけ直し、2分おく。塩、こしょうで味をととのえ、パセリをちらす。

■ 生鮭には抗酸化作用のアスタキサンチンが含まれ、カリフラワーに多く含まれるビタミンCは加熱しても失われにくいです。

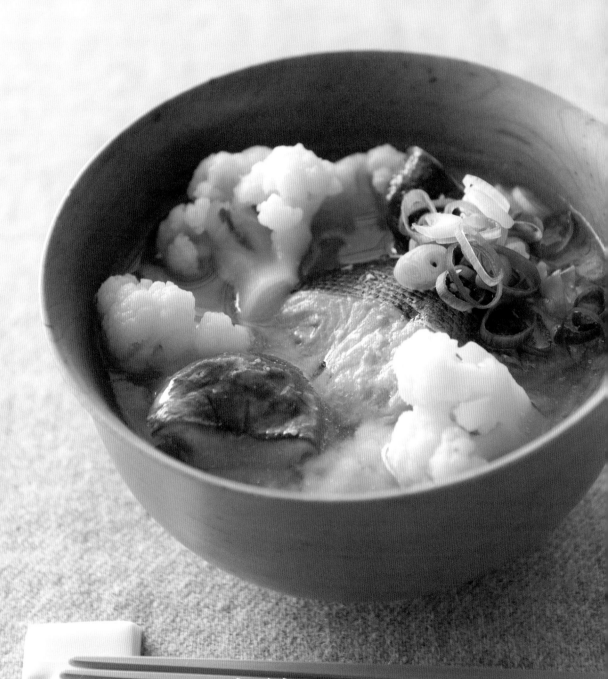

生鮭とカリフラワーのみそ汁

ぶりとオクラの
カレースープ

■ぶりに含まれるDHAとEPAは、LDL（悪玉）コレステロールや中性脂肪を減少させ、HDL（善玉）コレステロールを増幅させる働きがあります。

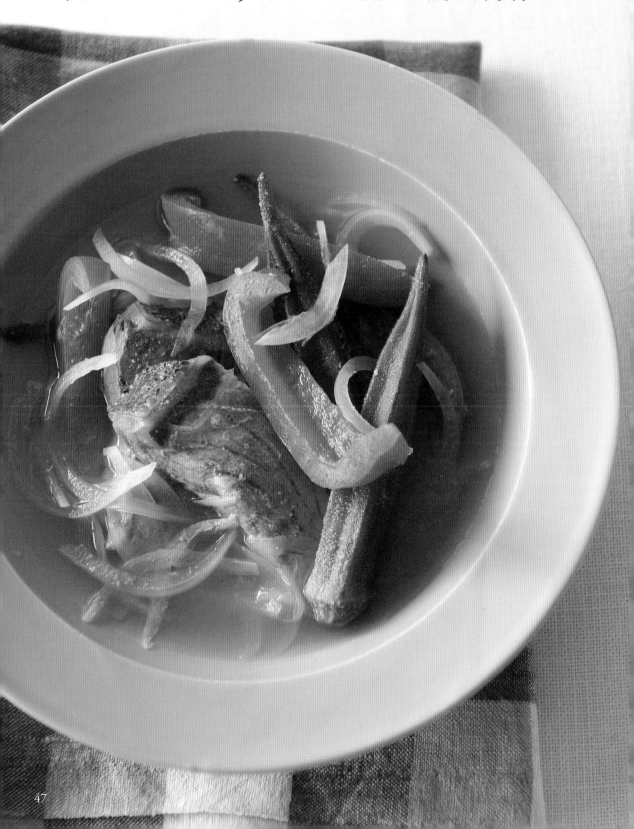

生鮭とカリフラワーの
みそ汁

1人分	
エネルギー	137kcal
糖質	8.3g
塩分	1.5g

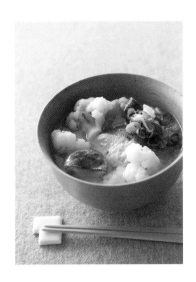

材料（1人分）

生鮭（切り身）	50g
カリフラワー	50g
エリンギ	30g
昆布だし	150㎖
みそ	小さじ1 1/2
わけぎ（小口切り）	少々

作り方

1 カリフラワーは小さく分ける。エリンギは一口大に切る。

2 容器に鮭、1、だし汁を入れ、みそを加え溶かす。

3 ラップをふんわりとかけて、4分加熱。

4 取り出して、ラップをぴったりとかけ直して2分おき、わけぎを添える。

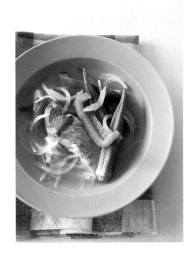

ぶりとオクラの
カレースープ

1人分
エネルギー 171kcal
糖質 10.7g
塩分 0.9g

材料（1人分）

ぶり（切り身）	60g
オクラ	40g
赤パプリカ	40g
玉ねぎ	25g
カレー粉	小さじ1/2
ローリエ	1/4枚
チキンブイヨン	固形1/4個
水	150㎖
塩	少々
こしょう	少々

作り方

1 オクラはところどころ竹串でさす。パプリカは細切りに。玉ねぎは薄切りにする。

2 ぶりは2㎝幅に切る。

3 容器にぶりを入れ、カレー粉を加え、ぶりにまぶす。1、ローリエ、ブイヨン、分量の水を入れる。

4 ラップをふんわりとかけて、4分加熱。

5 取り出して、ラップをぴったりとかけ直して2分おき、塩、こしょうで味をととのえる。

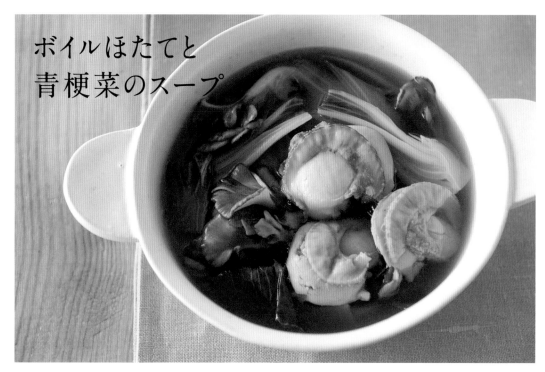

ボイルほたてと
青梗菜のスープ

■ ほたての貝柱に含まれるタウリンには、血中のコレステロールを減らす働きがあり、青梗菜にはナトリウム（塩分）を排出するカリウムが含まれ、高血圧に効果があります。

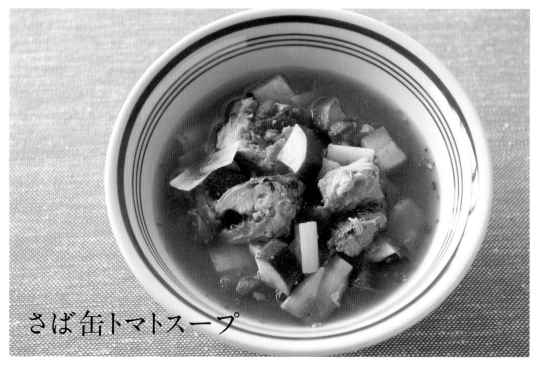

さば缶トマトスープ

■ さばには血中のHDL（善玉）コレステロールを増加させ、LDL（悪玉）コレステロールや中性脂肪を減らす働きがあり、ズッキーニにはナトリウム（塩分）を排出するカリウムが含まれます。

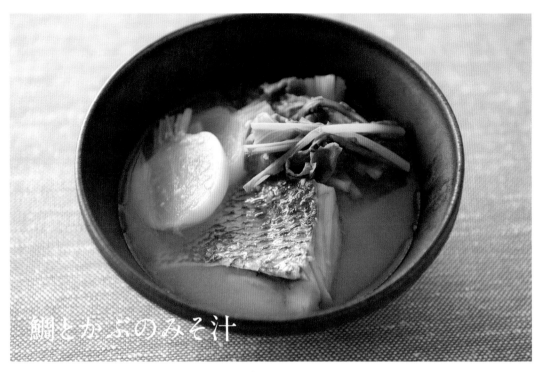

鯛とかぶのみそ汁

■ 鯛にはコレステロール低下や肝機能向上に役立つタウリンが含まれます。また、か
ぶの葉には豊富なカルシウムが含まれ、動脈硬化や高血圧予防、脂肪吸収の抑制に
働きます。

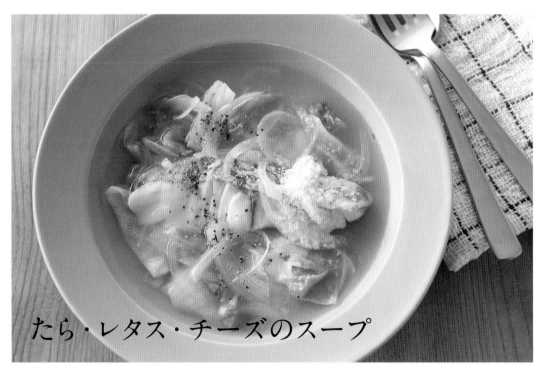

たら・レタス・チーズのスープ

■ たらにはビタミンB_{12}が含まれ、貧血予防、腰痛など末梢神経の回復効果や、生活リ
ズムを正常にする効果があります。豊富な食物繊維が含まれるレタスとともに。

ボイルほたてと青梗菜のスープ

1人分	
エネルギー	81kcal
糖質	6.8g
塩分	1.2g

材料（1人分）

ほたて（ボイル）	60g
青梗菜	80g
まいたけ	40g
チキンブイヨン	固形1/4個
水	150㎖
塩	少々
こしょう	少々

作り方

1. 青梗菜は5〜6㎝長さに切り、根本の部分はたて半分にしてから5〜6㎜幅に切る。まいたけは食べやすい大きさにさく。
2. 容器にほたて、1、ブイヨン、分量の水を入れる。
3. ラップをふんわりとかけて、4分加熱。
4. 取り出して、塩、こしょうで味をととのえる。

さば缶トマトスープ

1人分	
エネルギー	207kcal
糖質	10.4g
塩分	1.1g

材料（1人分）

さば水煮缶	※1/2缶（缶汁も含む100g）
ズッキーニ	50g
長ねぎ	40g
トマト缶（ダイス）	50g
ローリエ	1/4枚
オレガノ（ホール）	少々
水	130㎖
塩	少々
こしょう	少々

作り方

1. ズッキーニは7〜8㎜厚さのいちょう切りに。長ねぎは縦半分にしてから、2㎝幅に切る。
2. 容器にさば缶を缶汁ごと入れる。1、トマト缶、ローリエ、オレガノ、分量の水を入れる。
3. ラップをふんわりとかけて、4分加熱。
4. 取り出して、塩、こしょうで味をととのえる。

※1缶を、身も汁も半分にして使用する。

鯛とかぶのみそ汁

1人分
エネルギー 123kcal
糖質 9.3g
塩分 1.5g

材料（1人分）

鯛（切り身） ---------------- 60g
小かぶ -------------------- 100g
かぶの葉 ------------------ 20g
昆布だし ------------------ 150mℓ
みそ ------------------- 小さじ1 1/2

作り方

1 かぶは茎を1～2cmつけて葉を切り落とし、たて7～8mm厚さに切る。かぶの葉は長めに切る。

2 容器に鯛、1、だし汁を入れ、みそを加え溶かす。

3 ラップをふんわりとかけて、4分30秒加熱する。

4 取り出して、ラップをぴったりとかけ直し、2分おく。

たら・レタス・チーズのスープ

1人分
エネルギー 109kcal
糖質 8.6g
塩分 1.0g

材料（1人分）

生たら（切り身） ------------- 80g
レタス -------------------- 50g
玉ねぎ -------------------- 50g
ローリエ ------------------ 1/4枚
タイム（ホール） ------------- 少々
チキンブイヨン ---------- 固形1/4個
水 ---------------------- 150mℓ
粉チーズ ------------------- 5g
粗挽き黒こしょう ------------ 少々

作り方

1 レタスは3cm四方に切る。玉ねぎは薄切りにする。

2 容器にたら、1、ローリエ、タイム、ブイヨン、分量の水を入れる。

3 ラップをふんわりとかけて、4分加熱。

4 取り出して、ラップをぴったりとかけ直し、2分おく。粉チーズ、こしょうをかける。

トムヤムクン

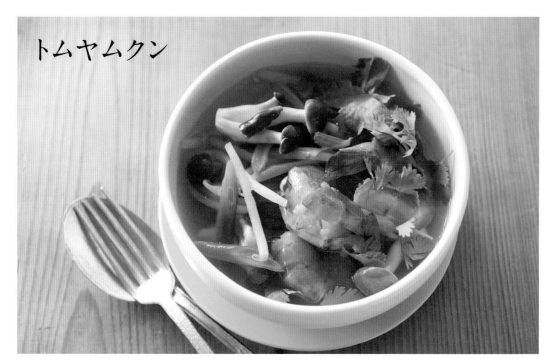

■ 抗酸化作用のあるえびと、β-カロテンが含まれるパクチー、低エネルギーなうえ栄養バランスのよいもやし、肝臓の働きを助けるオルニチンが含まれるしめじを組み合わせて。

鯛とセロリのハーブスープ

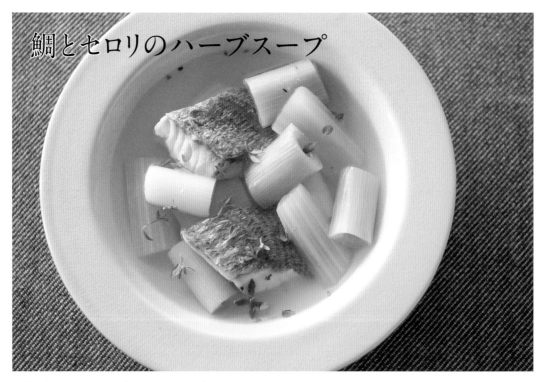

■ 細胞の再生促進効果のあるグルタミン酸やイノシン酸が含まれた鯛に、ビタミンB_1やB_2が多く含まれるセロリが味のアクセントに。

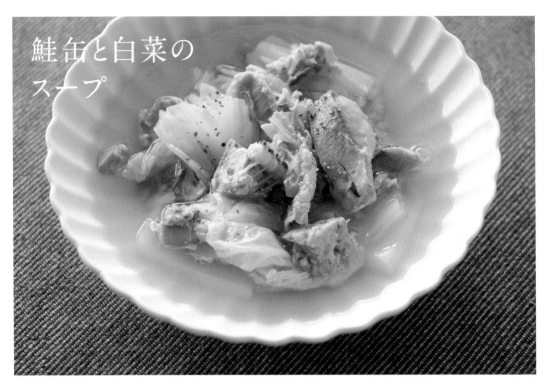

鮭缶と白菜の
スープ

■ 抗酸化作用のあるアスタキサンチンが含まれた鮭と、カルシウムの吸収に必要なマグネシウムが含まれた白菜を洋風味でいただきます。

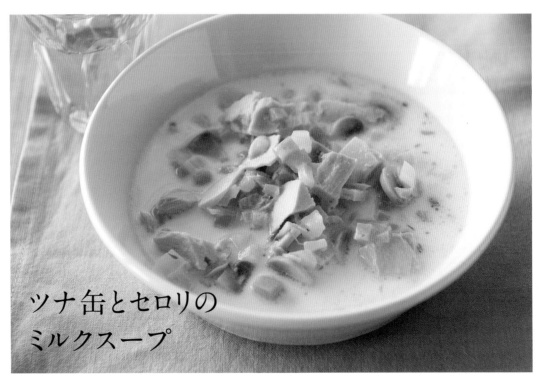

ツナ缶とセロリの
ミルクスープ

■ ツナ缶に含まれるリノール酸は人の体内ではつくることのできない必須脂肪酸のひとつで、血中のコレステロール濃度を下げてくれる働きがあります。

トムヤムクン

1人分
エネルギー	95kcal
糖質	6.6g
塩分	1.6g

材料（1人分）

えび	80g
いんげん	20g
しめじ	40g
もやし	50g
赤唐辛子	1/2本
ナンプラー	小さじ1/2
チキンブイヨン	固形1/4個
水	150mℓ
こしょう	少々
レモン汁	大さじ1
パクチー	少々

作り方

1 えびは背ワタ、脚を取り、背に切り込みを入れてひらく。
2 いんげんは斜め薄切り、しめじは石づきを切り取り落とし、ほぐす。
3 容器に1、もやし、2、唐辛子、ナンプラー、ブイヨン、分量の水を入れる。
4 ラップをふんわりとかけて、4分加熱。
5 取り出して、ラップをぴったりとかけ直し、2分おく。こしょう、レモン汁を加え、パクチーを添える。

鯛とセロリのハーブスープ

1人分
エネルギー	109kcal
糖質	7.5g
塩分	0.9g

材料（1人分）

鯛（切り身）	60g
セロリ	40g
長ねぎ	60g
A オレガノ（ホール）	少々
タイム（ホール）	少々
ローリエ	1/4枚
チキンブイヨン	固形1/4個
水	150mℓ
塩	少々
こしょう	少々
タイム（生）	少々

作り方

1 セロリは3〜4cm長さの1.5cm幅に切る。長ねぎは3cm長さに切る。
2 容器に鯛、1、A、ブイヨン、分量の水を入れる。
3 ラップをふんわりとかけて、4分加熱。
4 取り出して、ラップをぴったりとかけ直し、2分おく。塩、こしょうで味をととのえ、タイムをちらす。

鮭缶と白菜のスープ

1人分
エネルギー 159kcal
糖質 6.9g
塩分 1.3g

材料（1人分）

鮭水煮缶 ········ 小1缶（汁ごと90g）

白菜 ························· 100g

ローリエ ····················· 1/4枚

チキンブイヨン ············ 固形1/4個

水 ····················· 150㎖

塩 ························· 少々

粗挽き白こしょう ············ 少々

作り方

1. 白菜は3㎝四方に切る。
2. 容器に鮭缶を汁ごとあける。1、ローリエ、ブイヨン、分量の水を入れる。
3. ラップをふんわりとかけて、4分加熱。
4. 取り出して、塩、こしょうで味をととのえる。

ツナ缶とセロリのミルクスープ

1人分
エネルギー 374kcal
糖質 11.2g
塩分 1.6g

材料（1人分）

ツナ缶（オイル漬け）

　················· 小1缶（固形量70g）

セロリ ····················· 20g

玉ねぎ ····················· 50g

にんじん ··················· 20g

マッシュルーム ··············· 20g

A ┌ ローリエ ················· 1/4枚
　│ タイム（ホール） ············· 少々
　└ こしょう ················· 少々

チキンブイヨン ············ 固形1/4個

水 ······················ 50㎖

牛乳 ····················· 100㎖

作り方

1. セロリ、玉ねぎ、にんじんは5㎜角に切る。マッシュルームはたて半分に切って、薄切り。
2. ツナは缶汁を軽くきる。
3. 容器に1、2、A、ブイヨン、分量の水を入れる。
4. ラップをふんわりとかけて、4分加熱。
5. 取り出して、牛乳を加える。

豆腐・水菜・のりの
スープ

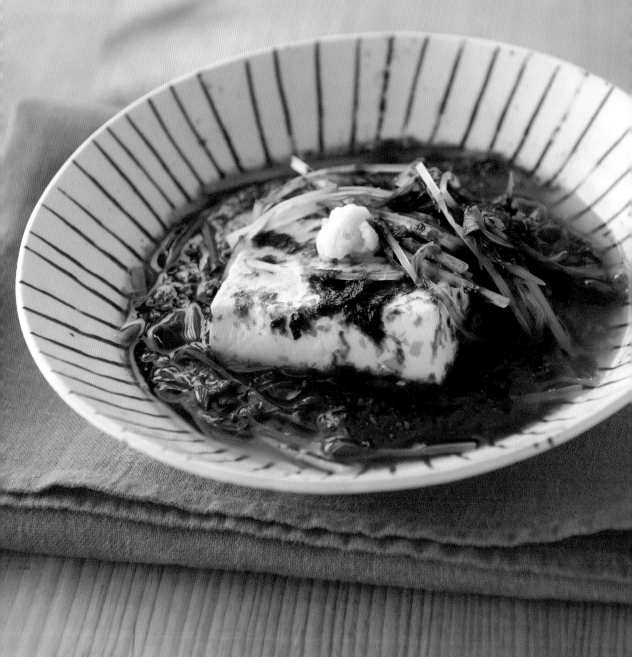

■ 豆腐のタンパク質は、血液中のコレステロールを
低下させ、ペプチドが血圧上昇を抑制します。溶
かしたのりであっさり味に深みを。わさびのアク
セントが効いています。

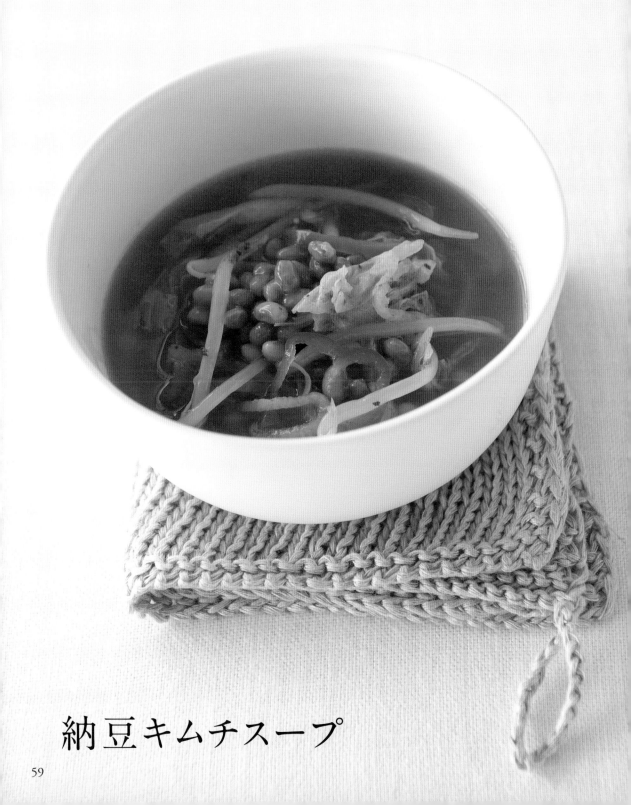

■ タンパク質・炭水化物・脂質・ビタミン・ミネラ
　ルの5大栄養素がすべて含まれている納豆は、
　食物繊維も豊富です。さらに乳酸菌が豊富に含
　まれるキムチでパンチのきいた味に。

納豆キムチスープ

豆腐・水菜・のりの
スープ

1人分	
エネルギー	101kcal
糖質	8.7g
塩分	0.8g

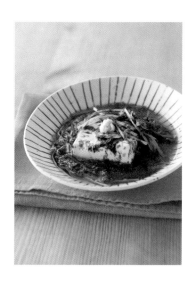

材料（1人分）

豆腐（木綿）	100g
水菜	50g
焼きのり	1枚
チキンブイヨン	固形1/4個
水	150㎖
こしょう	少々
しょうゆ	少々
おろしわさび	少々

作り方

1 水菜は5～6㎝長さに切る。のりは小さくちぎる。
2 容器に豆腐を大きいまま入れる。**1**、ブイヨン、分量の水を入れる。
3 ラップをふんわりとかけて、4分加熱。
4 取り出して、こしょう、しょうゆを加え、わさびを添える。

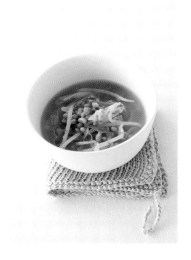

納豆キムチスープ

1人分
エネルギー 100kcal
糖質 6.2g
塩分 1.5g

材料（1人分）

納豆	40g
もやし	50g
ピーマン	20g
白菜キムチ	30g
チキンブイヨン	固形1/4個
水	150㎖

作り方

1 ピーマンは3〜4㎜幅の輪切りにする。
2 容器に 1、もやし、納豆、白菜キムチ、ブイヨン、分量の水を入れる。
3 ラップをふんわりとかけて、4分加熱する。

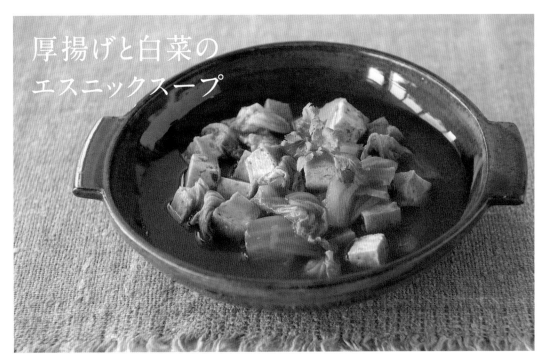

厚揚げと白菜の
エスニックスープ

■ タンパク質やカルシウム、マグネシウム、イソフラボンが豊富に含まれた厚揚げ
を、いつもの和風ではなく、トマトジュースやナンプラー、パクチーでエスニック風
に仕上げました。

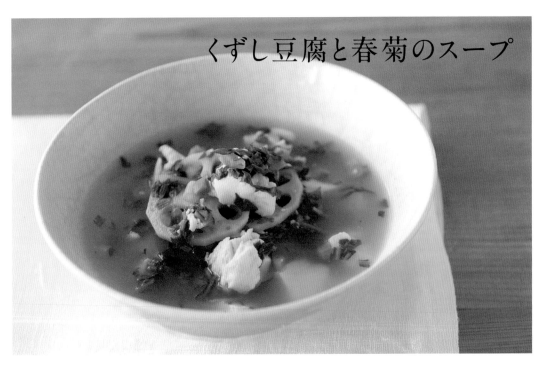

くずし豆腐と春菊のスープ

■ 春菊には糖質や脂質を分解吸収するビタミンB群が含まれています。また、れんこ
んのビタミンCはでんぷん質で守られているため、加熱しても壊れにくく、スープ
に適しています。

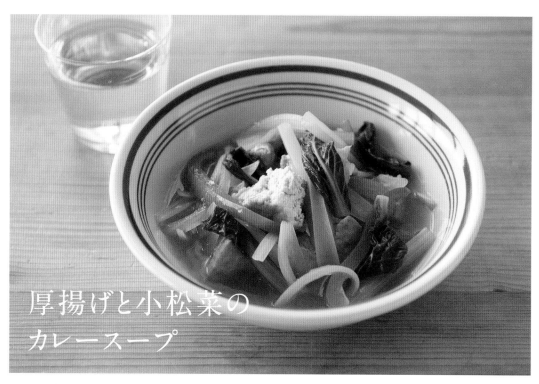

厚揚げと小松菜の
カレースープ

■ 小松菜にはビタミンEが含まれ、動脈硬化予防が期待できます。タンパク質やカルシウム、マグネシウム、イソフラボンが豊富な厚揚げとともに。

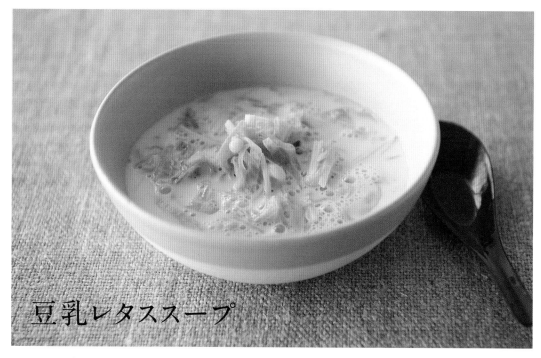

豆乳レタススープ

■ 豆乳に含まれるレシチンはLDL（悪玉）コレステロールを減少させ、血中コレステロールを下げます。乳化作用で血液の流れをよくするので生活習慣病の予防に役立ちます。

厚揚げと白菜の
エスニックスープ

1人分
エネルギー 186kcal
糖質 8.6g
塩分 1.4g

材料（1人分）

厚揚げ ———————— 100g
白菜 ————————— 100g
トマトジュース（無塩）——— 150㎖
ナンプラー ——————— 小さじ1
パクチー（お好みで）——— 少量

作り方

1. 厚揚げは油抜きし、1.5㎝角に切る。白菜は2㎝四方に切る。
2. 容器に1、トマトジュース、ナンプラーを入れる。
3. ラップをふんわりとかけて、5分加熱。お好みで、パクチーを添える。

くずし豆腐と春菊のスープ

1人分
エネルギー 102kcal
糖質 5.2g
塩分 1.3g

材料（1人分）

豆腐（木綿）—————— 100g
れんこん ——————— 20g
春菊 ————————— 30g
味つきザーサイ ————— 10g
チキンブイヨン ———— 固形1/4個
水 —————————— 150㎖
こしょう ——————— 少々

作り方

1. れんこんは薄い輪切りにし、水洗いする。春菊は軸の方から5㎜幅に切る。ザーサイはみじん切りにする。
2. 容器に豆腐をくずし入れ、1、ブイヨン、分量の水、こしょうを加える。
3. ラップをふんわりとかけて、4分加熱。

厚揚げと小松菜の カレースープ

1人分
エネルギー 180kcal
糖質 7.4g
塩分 0.8g

材料（1人分）

厚揚げ	100g
小松菜	40g
赤パプリカ	20g
玉ねぎ	50g
カレー粉	小さじ1/2
チキンブイヨン	固形1/4個
水	150㎖
塩	少々
こしょう	少々

作り方

1　厚揚げは油抜きして一口大にちぎる。
2　小松菜は4〜5㎝長さに切る。赤パプリカ、玉ねぎは5〜6㎜幅の細切りにする。
3　容器に 1 を入れ、カレー粉をふり入れ、まぶす。2、ブイヨン、分量の水を加える。
4　ラップをふんわりとかけて、5分加熱。
5　取り出して、塩、こしょうで味をととのえる。

豆乳レタススープ

1人分
エネルギー 68kcal
糖質 7.1g
塩分 0.5g

材料（1人分）

レタス	50g
にんじん	20g
えのき	20g
昆布だし	50㎖
豆乳	100㎖
塩	少々
こしょう	少々

作り方

1　レタス、にんじんは千切り。えのきは根元を切り落とし、4㎝長さに切る。
2　容器に 1、昆布だしを入れる。
3　ラップをふんわりとかけて、3分加熱。
4　取り出して、豆乳、塩、こしょうを加える。

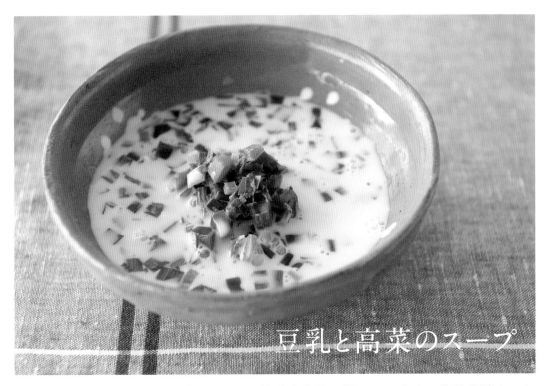

豆乳と高菜のスープ

■ 赤パプリカに含まれるカプサンチンは抗酸化作用に優れています。乳酸発酵させた高菜漬けは血液サラサラ効果が期待でき、動脈硬化や高血圧対策にも有効です。

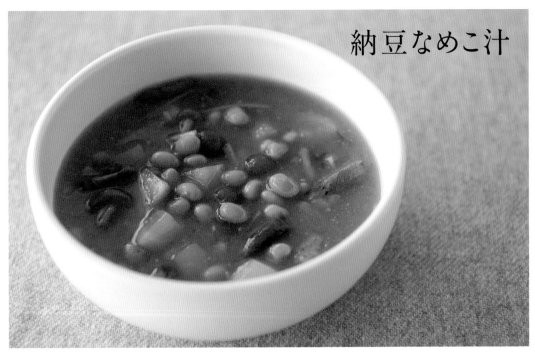

納豆なめこ汁

■ 納豆は5大栄養素（タンパク質・脂質・炭水化物・ビタミン・ミネラル）と食物繊維の入った完全食。なめこのネバネバに含まれるペクチンはコレステロールや糖類の吸収を抑制する働きがあります。

大豆とキャベツの
トマトスープ

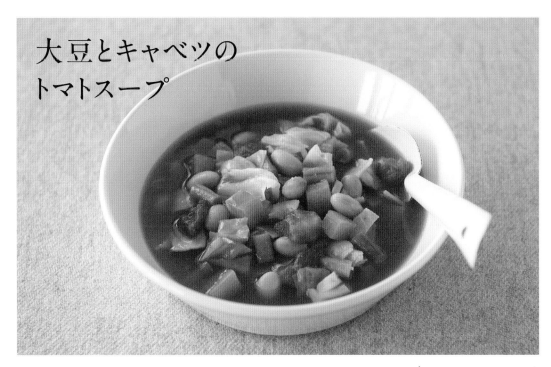

■ 大豆に含まれるイソフラボンはコレステロールや血糖値を下げ、耐糖能異常の改善
が期待できます。血糖値を下げるイソアリインが含まれる玉ねぎや消化を助けるジ
アスターゼの豊富なキャベツとともに。

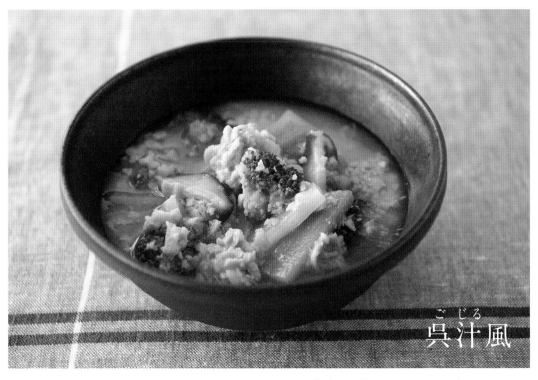

呉汁風
ごじる

■ つぶして食べやすくした大豆に、ビタミンCの豊富なブロッコリー。ブロッコリー
は、電子レンジで加熱することにより栄養が逃げないのでレンチン向きです。

豆乳と高菜のスープ

1人分	
エネルギー	61kcal
糖質	5.9g
塩分	0.7g

材料（1人分）

ニラ	30g
赤パプリカ	20g
高菜漬け	10g
昆布だし	50㎖
豆乳	100㎖
塩	少々
こしょう	少々

作り方

1. ニラは5㎜幅に切る。赤パプリカは5㎜角に切る。高菜漬けはみじん切りにする。
2. 容器に1、だし汁を入れる。
3. ラップをふんわりとかけて、2分30秒加熱。
4. 取り出して、豆乳、塩、こしょうを加える。

納豆なめこ汁

1人分	
エネルギー	126kcal
糖質	9.8g
塩分	1.3g

材料（1人分）

納豆	40g
ごぼう	20g
かぶ	30g
なめこ	50g
だし汁	150㎖
みそ	小さじ1 1/2
みつば	20g

作り方

1. ごぼう、かぶは1㎝角に切る。なめこは軽く水洗いする。
2. みつばは3㎝長さに切る。
3. 容器に1、納豆、だし汁を入れ、みそを加え溶かす。
4. ラップをふんわりとかけて、4分30秒加熱。
5. 取り出してすぐ、みつばを加える。

大豆とキャベツのトマトスープ

1人分	
エネルギー	191kcal
糖質	7.8g
塩分	1.1g

材料（1人分）

ゆで大豆	50g
キャベツ	50g
玉ねぎ	25g
にんじん	20g
いんげん	20g
ベーコン	1枚
トマト缶（ダイス）	50g
ローリエ	1/2枚
チキンブイヨン	固形1/4個
水	120㎖
塩	少々
こしょう	少々

作り方

1. キャベツ、玉ねぎ、にんじん、ベーコンは1㎝角に切る。いんげんは1㎝幅に切る。
2. 容器に1、大豆、トマト缶、ローリエ、ブイヨンと分量の水を入れる。
3. ラップをふんわりとかけて、5分加熱。
4. 取り出して、ラップをぴったりとかけ直して2～3分おき、塩、こしょうで味をととのえる。

呉汁風
ごじる

1人分	
エネルギー	131kcal
糖質	6.8g
塩分	1.3g

材料（1人分）

ゆで大豆	50g
大根	50g
にんじん	30g
しいたけ	1枚
ブロッコリー	20g
だし汁	180㎖
みそ	小さじ1 1/2

作り方

1. 大豆はつぶす。大根、にんじんは厚めの短冊に切る。しいたけは軸を切り落とし、薄切りに。ブロッコリーは小さく分ける。
2. 容器に1、だし汁を入れ、みそを加え溶かす。
3. ラップをふんわりとかけて、3分加熱。

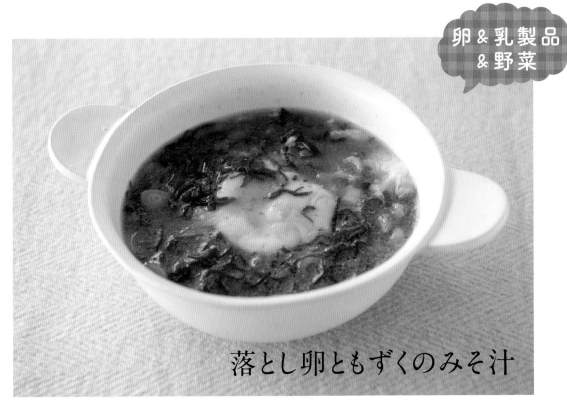

落とし卵ともずくのみそ汁

■ 卵に含まれるレシチンは、動脈硬化や肝機能の向上をはじめ、脂質の代謝を活発にします。

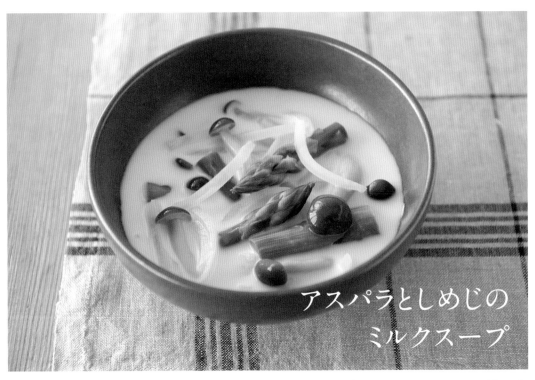

アスパラとしめじのミルクスープ

■ 血圧降下作用のあるアスパラガスと玉ねぎ、糖質の代謝を助けるパントテン酸が含まれたしめじにタンパク質やカルシウムたっぷりの牛乳を合わせて。

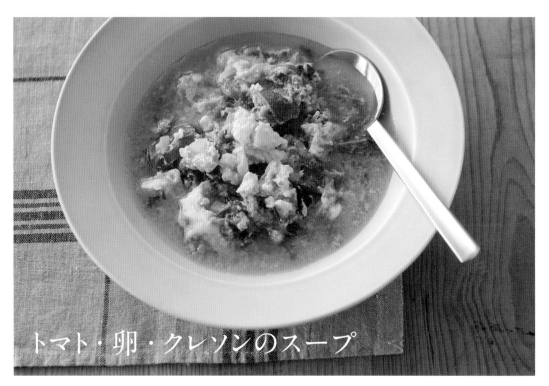

トマト・卵・クレソンのスープ

■ レシチン豊富な卵と、β-カロテンやカルシウム、カリウム、鉄、ビタミンＣが豊富な
クレソンを、血管を強くするケルセチンが含まれたトマトとともに。

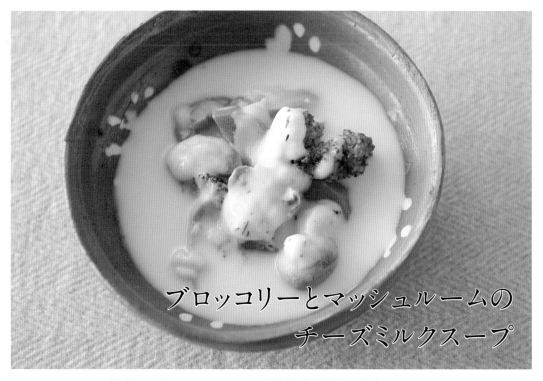

ブロッコリーとマッシュルームの
チーズミルクスープ

■ ビタミンＣが豊富なブロッコリーと不溶性食物繊維が含まれたマッシュルームは、
こっくりとしたチーズと相性抜群です。

落とし卵ともずくのみそ汁

1人分
エネルギー 118kcal
糖質 5.4g
塩分 1.5g

材料（1人分）

わけぎ	30g
もずく	30g
ごま油	小さじ1/2
だし汁	150㎖
みそ	小さじ1 1/2
卵	1個

作り方

1. わけぎは小口切りにする。
2. 容器に**1**、もずく、ごま油、だし汁を入れ、みそを加え溶かす。
3. ラップをふんわりとかけて、3分加熱。
4. 取り出してすぐ卵を落とし入れ、沈め、2〜3分おく。

アスパラとしめじのミルクスープ

1人分
エネルギー 104kcal
糖質 11.9g
塩分 0.9g

材料（1人分）

グリーンアスパラガス	50g
しめじ	40g
玉ねぎ	50g
チキンブイヨン	固形1/4個
水	50㎖
牛乳	100㎖
塩	少々
こしょう	少々

作り方

1. アスパラは根元の硬い部分を折りとり、下の方だけ皮をむき4㎝長さに切る。しめじは石づきを切り落とし、ほぐす。玉ねぎは7〜8㎜幅の細切りにする。
2. 容器に**1**、ブイヨン、分量の水を入れる。
3. ラップをふんわりとかけて、3分加熱。
4. 取り出してすぐ、牛乳、塩、こしょうを加え、混ぜる。

トマト・卵・クレソンのスープ

1人分
エネルギー 114kcal
糖質 9.2g
塩分 0.8g

材料（1人分）

トマト	100g
玉ねぎ	25g
クレソン	30g
卵	1個
チキンブイヨン	固形1/4個
水	150㎖
片栗粉	小さじ1/2
こしょう	少々

作り方

1 トマトは2㎝角に切る。玉ねぎは粗みじん切り、クレソンは1㎝幅に切る。

2 容器に1を入れる。

3 ラップをふんわりとかけて、2分加熱。

4 取り出してすぐ、卵を溶いて加え、ひと混ぜする。分量の水に片栗粉を溶いて静かに注ぎ入れ、ブイヨンを加える。ラップをふんわりとかけ、さらに2分加熱。取り出してこしょうをふる。

ブロッコリーとマッシュルームのチーズミルクスープ

1人分
エネルギー 167kcal
糖質 10.7g
塩分 0.6g

材料（1人分）

ブロッコリー	20g
にんじん	30g
マッシュルーム	50g
チキンブイヨン	固形1/4個
水	30㎖
白ワイン	大さじ1
牛乳	100㎖
プロセスチーズ	20g
こしょう	少々
タイム（ホール）	少々

作り方

1 ブロッコリーは小さく分ける。にんじんは7～8㎜厚さのいちょう切り、マッシュルームはたて半分に切る。

2 容器に1、ブイヨン、分量の水、白ワインを入れる。

3 ラップをふんわりとかけて、3分加熱。

4 取り出してすぐ牛乳を注ぎ入れ、チーズをちぎって加える。タイム（ホール）、こしょうをふりよく混ぜ、チーズを溶かす。

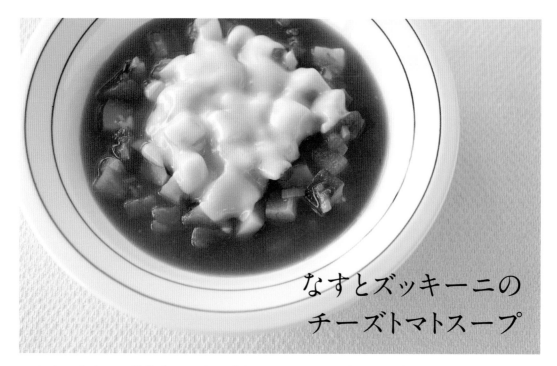

なすとズッキーニの
チーズトマトスープ

■ なすに含まれる栄養成分を逃さず食べるにはスープがいちばん。また、ズッキーニ
  に含まれるカリウムはナトリウム（塩分）を排出する働きがあり、高血圧予防に効果
  があります。

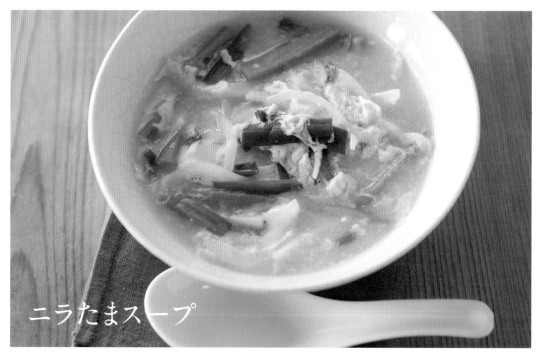

ニラたまスープ

■ ニラ特有の辛味成分であるアリシンには強い殺菌効果、抗酸化作用があり、免疫力
  を高めて風邪を予防する効果があるといわれています。やさしい味の溶き卵とも相
  性抜群。

玉ねぎとセロリの
カレーミルクスープ

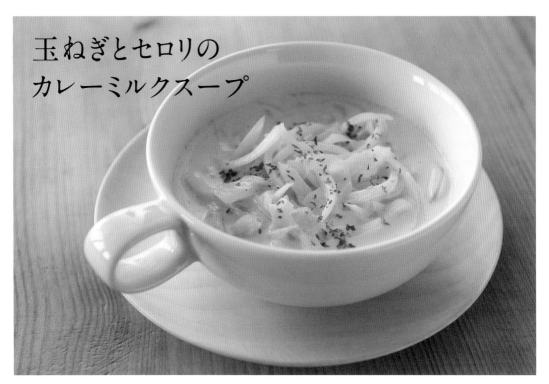

■ セロリに含まれるアピインやセネリンは、鎮静効果があり、イライラや頭痛を和らげる効能があります。カレーに牛乳を入れているのでなめらかな口当たりです。

卵・豆苗・ねぎの
スープ

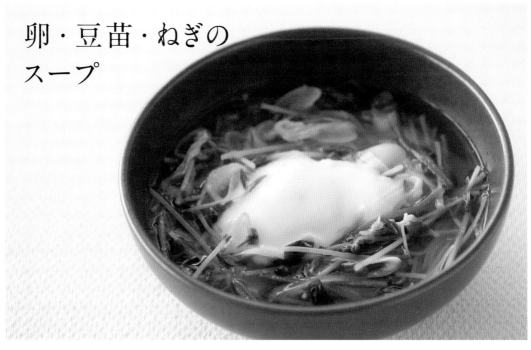

■ 豆苗には骨の形成を助けるビタミンKが含まれており、骨がもろくなりがちな中高年女性に特におすすめです。卵やねぎ、にんじんとからめて美味しくいただきます。

なすとズッキーニの
チーズトマトスープ

1人分	
エネルギー	97kcal
糖質	6.5g
塩分	1.1g

材料（1人分）

なす	40g
ズッキーニ	40g
玉ねぎ	25g
トマト缶（ダイス）	50g
オレガノ（ホール）	少々
タイム（ホール）	少々
ローリエ	1/4枚
チキンブイヨン	固形1/4個
水	120㎖
スライスチーズ（とろけるタイプ）	
	1枚 19g

作り方

1. なす、ズッキーニは1㎝角に切る。玉ねぎは粗みじん切りにする。
2. 容器に1、トマト缶、オレガノ、タイム、ローリエ、ブイヨン、分量の水を入れる。
3. ラップをふんわりとかけて、5分加熱。
4. 取り出してすぐチーズをのせ、チーズにつかないように※ふたをして2〜3分おき、チーズを溶かす。

※ふたはラップでも他のものでもよいですが、ラップをぴっちりかけてしまうとチーズがついてしまうので注意してください。

ニラたまスープ

1人分	
エネルギー	117kcal
糖質	10.3g
塩分	0.8g

材料（1人分）

ニラ	30g
にんじん	20g
玉ねぎ	50g
片栗粉	小さじ1
チキンブイヨン	固形1/4個
水	150㎖
卵	1個
こしょう	少々

作り方

1. ニラは3㎝長さに切る。にんじんは4㎝長さ×7〜8㎜幅の薄切り、玉ねぎは薄切りにする。
2. 容器に1を入れ、片栗粉を加え混ぜ、全体にまぶす。ブイヨン、分量の水を加え、混ぜる。
3. ラップをふんわりとかけて、5分加熱。
4. 取り出してすぐ、卵を溶いて流し入れ、ひと混ぜする。すぐにラップをぴったりとかけ直し、3分おく。こしょうをふる。

玉ねぎとセロリの
カレーミルクスープ

1人分
エネルギー 125kcal
糖質 15.3g
塩分 0.9g

材料（1人分）

玉ねぎ	100g
セロリ	40g
塩	少々
こしょう	少々
カレー粉	小さじ1
チキンブイヨン	固形1/4個
水	大さじ2
牛乳	120㎖
パセリ（ドライホール）	少々

作り方

1. 玉ねぎは薄切り、セロリは斜め薄切りにする。
2. 容器に1を入れ、塩、こしょう、カレー粉を加え、全体を混ぜ、ブイヨン、分量の水を加える。
3. ラップをふんわりとかけて、2分30秒加熱。
4. 取り出して、牛乳を加え混ぜる。盛り付けてパセリをふる。

卵・豆苗・ねぎのスープ

1人分
エネルギー 109kcal
糖質 6.9g
塩分 0.8g

材料（1人分）

豆苗	50g
長ねぎ	40g
にんじん	10g
卵	1個
チキンブイヨン	1/4個
水	150㎖
塩	少々
こしょう	少々

作り方

1. 豆苗は5～6㎝長さに切る。長ねぎは斜め薄切り、にんじんは千切りにする。
2. 容器に1、ブイヨン、分量の水を入れる。中央をくぼませて、卵を割り入れる。竹串で卵黄をついて、膜に穴をあける。
3. ラップをふんわりとかけて、4分加熱。
4. 塩、こしょうで味をととのえる。

なすとセロリのヨーグルトスープ

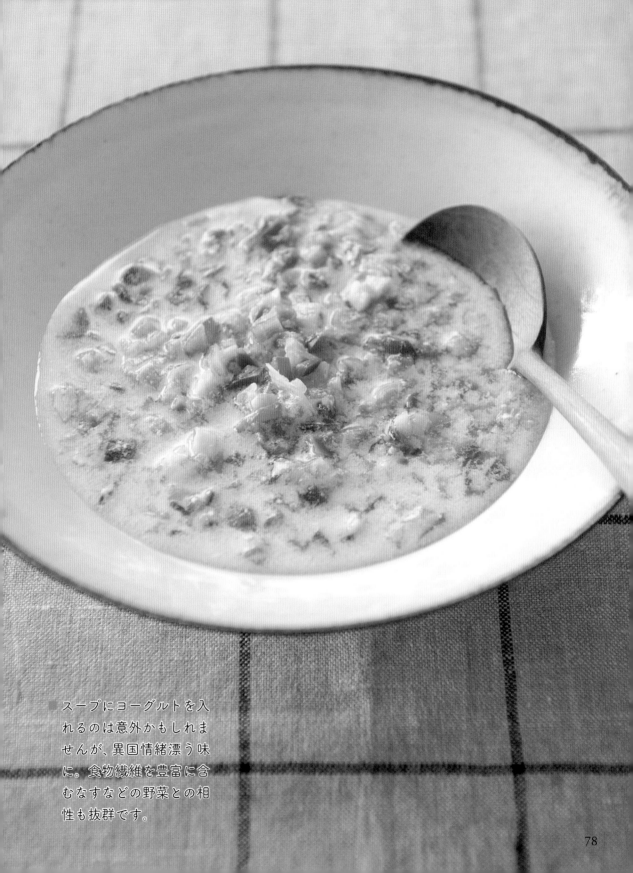

■スープにヨーグルトを入れるのは意外かもしれませんが、異国情緒漂う味に。食物繊維を豊富に含むなすなどの野菜との相性も抜群です。

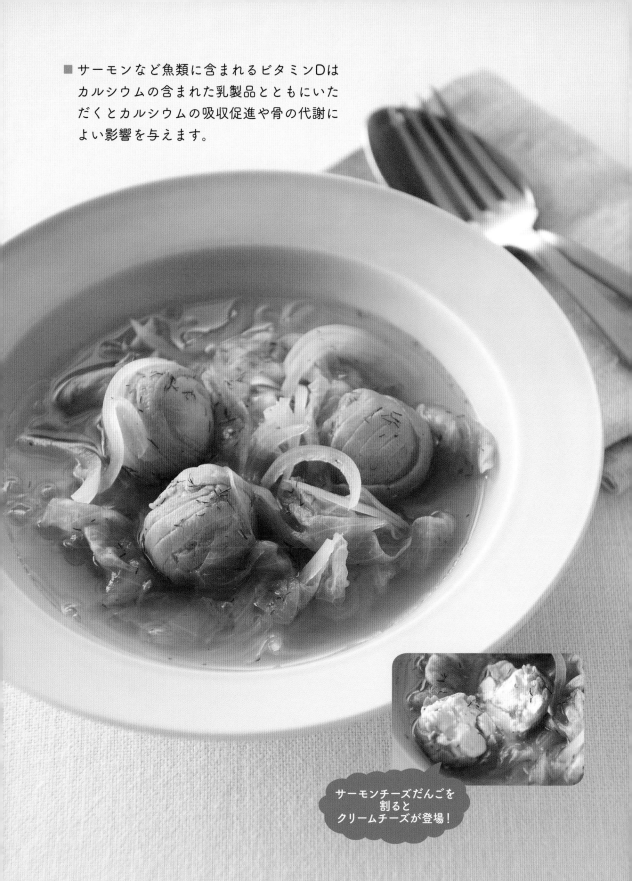

■ サーモンなど魚類に含まれるビタミンDは
カルシウムの含まれた乳製品とともにいた
だくとカルシウムの吸収促進や骨の代謝に
よい影響を与えます。

サーモンチーズだんごを
割ると
クリームチーズが登場！

サーモンチーズだんごのスープ

なすとセロリの
ヨーグルトスープ

1人分
エネルギー	56kcal
糖質	7.1g
塩分	0.7g

材料（1人分）

```
  ┌ なす ──────────── 40g
  │ セロリ ─────────── 20g
A │ 赤パプリカ ───────── 20g
  └ 玉ねぎ ─────────── 20g
```
タイム（ホール） ──────── 少々
ローリエ ─────────── 1/4枚
チキンブイヨン ────── 固形1/4個
水 ───────────── 100㎖
プレーンヨーグルト ─────── 50g
こしょう ────────────── 少々

作り方

1. **A**は粗みじん切りにする。
2. 容器に **1**、タイム、ローリエを入れる。
3. ラップをふんわりとかけて、3分加熱。
4. ブイヨン、分量の水を入れる。ラップをふんわりとかけて、さらに1分30秒加熱。
5. 取り出して、ヨーグルトを混ぜる。こしょうをふる。

サーモンチーズだんごの
スープ

1人分
エネルギー	97kcal
糖質	0.7g
塩分	1.7g

材料（1人分）

クリームチーズ ───────── 30g
スモークサーモン ───── 3枚 24g
レタス ─────────────── 50g
玉ねぎ ─────────────── 50g
ディルウィード ─────────── 少々
チキンブイヨン ────── 固形1/4個
水 ───────────── 150㎖
こしょう ────────────── 少々

作り方

1. クリームチーズは3等分し、軽く丸め、チーズが見えないようにサーモンを巻きつける。
2. レタスは4㎝四方に切る。玉ねぎは薄切りにする。
3. 容器に **2**、ディルウィード、ブイヨン、分量の水を入れる。
4. ラップをふんわりとかけて、4分30秒加熱。
5. 取り出してすぐ **1** を加え、沈める。ラップをぴったりとかけて2分おき、こしょうをふる。

ちょっと付け足し

副菜スープ

Fukusai soup

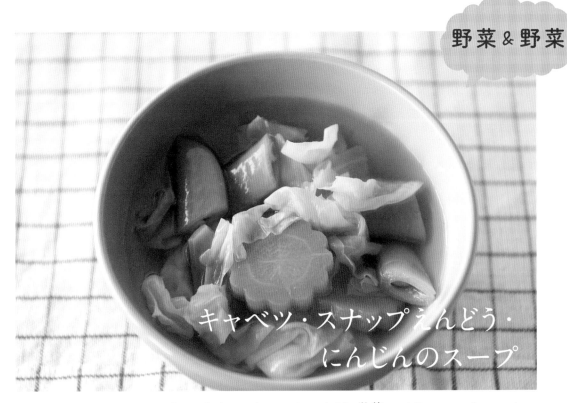

キャベツ・スナップえんどう・
にんじんのスープ

■ β-カロテン、ビタミンC、カリウム、カルシウムなど、栄養のバランスのよいスナッ
プえんどうはさやごと食べることで、食物繊維も吸収できます。

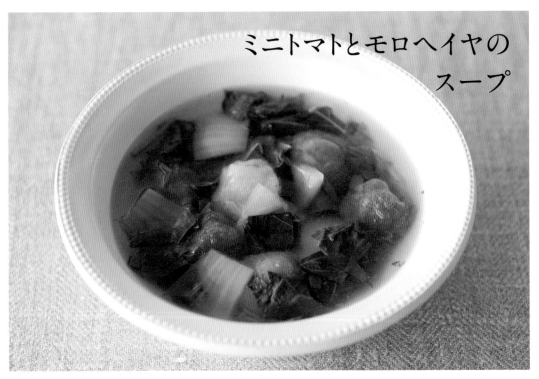

ミニトマトとモロヘイヤの
スープ

■ モロヘイヤには高抗酸化ビタミンの代表であるビタミンA、ビタミンC、ビタミンE
が含まれています。また、カルシウムも豊富です。

なすとみょうがの
ごまスープ

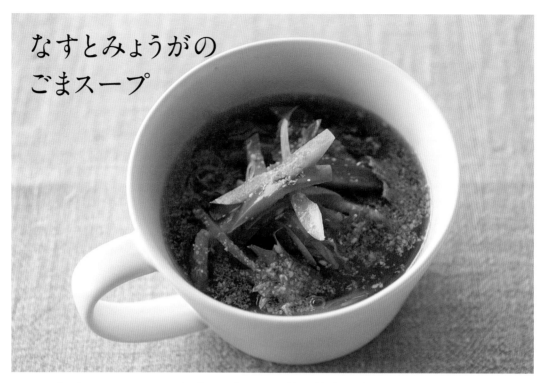

■ みょうがにはカリウムが含まれ、高血圧予防に役立ちます。なすとみょうがに含まれるアントシアニンは抗酸化作用があり、ごまも抗酸化作用のあるビタミンEが豊富です。

大根・白菜・わかめのスープ

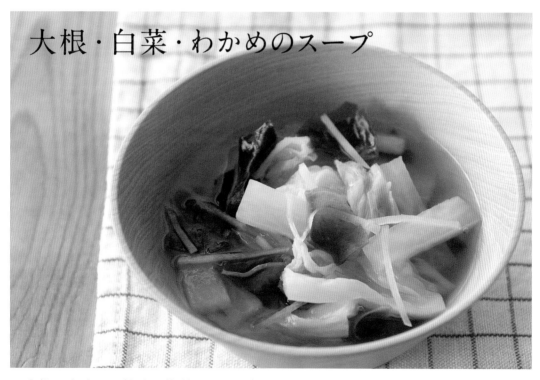

■ 大根に含まれる抗酸化物質イソチオシアネートには、動脈硬化を引き起こす酸化したLDL（悪玉）コレステロールを抑える働きがあります。

キャベツ・スナップえんどう・にんじんのスープ

1人分

エネルギー	39kcal
糖質	5.5g
塩分	0.8g

材料（1人分）

キャベツ	50g
スナップえんどう	30g
にんじん	20g
チキンブイヨン	固形1/4個
水	150㎖
塩	少々
こしょう	少々

作り方

1. キャベツは3cm四方に切る。スナップえんどうは筋を取り半分の長さに切る。にんじんは3～4mm厚さの輪切りにし、菊型で抜く。
2. 容器に1、ブイヨン、分量の水を入れる。
3. ラップをふんわりとかけて、3分30秒加熱。
4. 取り出して、塩、こしょうで味をととのえる。

ミニトマトとモロヘイヤのスープ

1人分

エネルギー	39kcal
糖質	6.4g
塩分	0.8g

材料（1人分）

ミニトマト（色や形はお好みで）	60g
モロヘイヤの葉	20g
玉ねぎ	25g
チキンブイヨン	固形1/4個
水	150㎖
塩	少々
こしょう	少々

作り方

1. ミニトマトは竹串でついて、穴をあけておく。モロヘイヤは1cm幅に切る。玉ねぎは2cm角に切る。
2. 容器に1、ブイヨン、分量の水を入れる。
3. ラップをふんわりとかけて、3分30秒加熱。
4. 取り出して、塩、こしょうで味をととのえる。

なすとみょうがのごまスープ

1人分
エネルギー　58kcal
糖質　　　3.9g
塩分　　　0.8g

材料（1人分）

なす	80g
みょうが	20g
だし汁	150㎖
塩	少々
しょうゆ	小さじ1/2
青じそ	4枚
白すりごま	大さじ1

作り方

1 なすは細切り、みょうがはたて半分にしてから、斜め薄切りにする。

2 容器に 1、だし汁、塩、しょうゆを入れる。

3 ラップをふんわりとかけて、4分加熱。

4 取り出して、しそを小さくちぎって加え、白ごまも加える。

大根・白菜・わかめのスープ

1人分
エネルギー　27kcal
糖質　　　4.2g
塩分　　　1.3g

材料（1人分）

大根	40g
白菜	60g
乾燥わかめ	2g
しょうが	10g
チキンブイヨン	固形1/4個
水	150㎖
塩	少々
こしょう	少々
しょうゆ	少々

作り方

1 大根は厚めのたんざく切りにする。白菜も同じくらいの大きさに切る。わかめは小さく割る。しょうがは千切りにする。

2 容器に 1、ブイヨン、分量の水を入れる。

3 ラップをふんわりとかけて、4分30秒加熱。

4 取り出して、塩、こしょう、しょうゆで味をととのえる。

にんじん・昆布・セロリのスープ

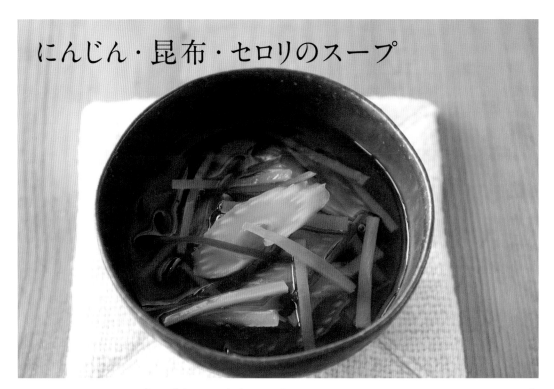

■ スタンフォード大学医学部の研究者の発表によると、にんじんなどβ-カロテンを多く含む野菜や果物を食べると、糖尿病のリスクを下げられる可能性があるそうです。

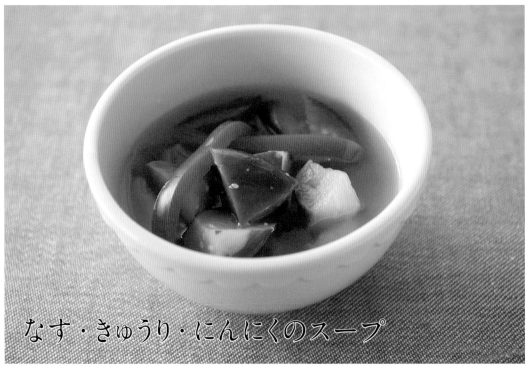

なす・きゅうり・にんにくのスープ

■ 栄養たっぷりの野菜スープにお酢を加えることで野菜の旨味が引き立ち、食後の血糖値上昇を緩やかにすることができます。

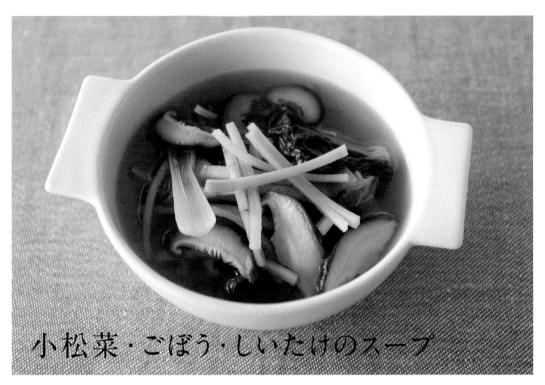

小松菜・ごぼう・しいたけのスープ

■ ごぼうに含まれている多糖類イヌリンが、血糖値の上昇を防いで糖尿病予防の効果
もあるとされています。豊富なミネラルを含む小松菜やしいたけとともに。

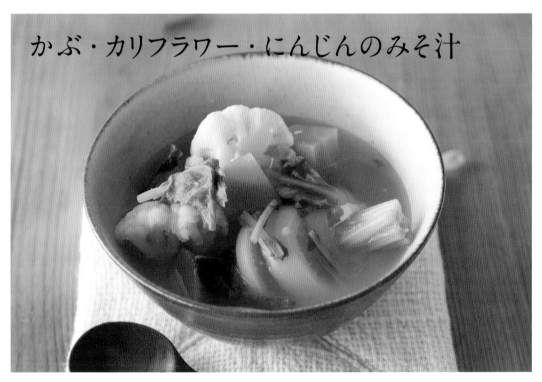

かぶ・カリフラワー・にんじんのみそ汁

■ みそ汁にカリフラワーは意外かもしれませんが、噛みごたえのある具材をゆっくり
食べることで食後の血糖値の急上昇を抑えることができます。

にんじん・昆布・セロリのスープ

1人分
エネルギー 38kcal
糖質 4.0g
塩分 1.4g

材料（1人分）

にんじん	30g
セロリ	40g
細切り生昆布	30g
だし汁	150㎖
しょうゆ	小さじ1/3
塩	少々

作り方

1 にんじんは細切り、セロリは薄切りにする。昆布は長いようならざっと刻む。

2 容器に 1、だし汁を入れる。

3 ラップをふんわりとかけて、3分30秒加熱。

4 取り出して、しょうゆ、塩で味をととのえる。

なす・きゅうり・にんにくのスープ

1人分
エネルギー 28kcal
糖質 4.4g
塩分 0.8g

材料（1人分）

なす	40g
きゅうり	40g
赤パプリカ	20g
にんにく（つぶす）	1/4片
チキンブイヨン	固形1/4個
水	150㎖
塩	少々
こしょう	少々
酢	大さじ1

作り方

1 なす、きゅうりは小さめの乱切り、赤パプリカは細切りにする。

2 容器に 1、にんにく、ブイヨン、分量の水を入れる。

3 ラップをふんわりとかけて、4分加熱。

4 取り出して、塩、こしょう、酢を加える。

小松菜・ごぼう・しいたけのスープ

1人分	
エネルギー	25kcal
糖質	3.2g
塩分	0.6g

材料（1人分）

小松菜	50g
ごぼう	20g
しいたけ	1枚
だし汁	150㎖
塩	少々
しょうゆ	少々

作り方

1. 小松菜は4㎝長さに切る。ごぼうは細切り、しいたけは軸を切り落とし、薄切りにする。
2. 容器に1、だし汁を入れる。
3. ラップをふんわりとかけて、4分加熱。
4. 取り出して、塩、しょうゆで味をととのえる。

かぶ・カリフラワー・にんじんのみそ汁

1人分	
エネルギー	47kcal
糖質	5.1g
塩分	1.3g

材料（1人分）

小かぶ	50g
カリフラワー	30g
にんじん	20g
だし汁	150㎖
みそ	小さじ1 1/2
かぶの葉	10g

作り方

1. かぶは5〜6㎜厚さの輪切りにする。カリフラワーは小さく分ける。にんじんは5〜6㎜厚さのいちょう切りにする。
2. かぶの葉は2㎝幅に切る。
3. 容器に1、だし汁を入れ、みそを溶き入れる。
4. ラップをふんわりとかけて、4分30秒加熱。
5. 取り出してかぶの葉を加え、ラップをぴったりとかけ直して2分おく。

■ まいたけは食後1～2時間のうちに高血糖となる血糖値ス
パイクを防ぐ食べ物として知られています。大きめのくし
形切りトマトと一緒に。

まいたけ・トマト・レタスのスープ

マッシュルームとねぎのミルクスープ

■ マッシュルームにはHDL（善玉）コレステロールを増加さ
せ、ストレスに強い免疫力をつくるパントテン酸が含まれ
ています。血液をサラサラにするねぎとともに。

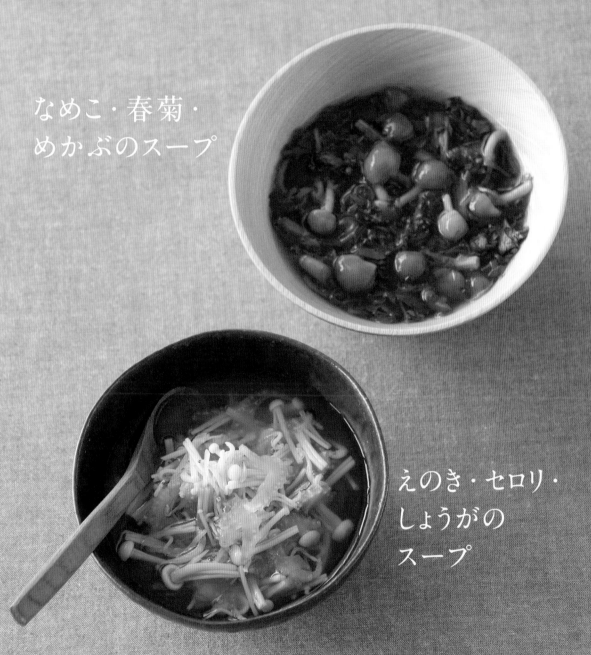

■ 水溶性食物繊維の一種ペクチンが含まれるなめこは、
コレステロールや糖類の吸収を抑制する働きがありま
す。抗酸化作用が期待できる春菊とともに。

なめこ・春菊・
めかぶのスープ

えのき・セロリ・
しょうがの
スープ

■ ミネラル含有量がきのこの中でトップクラスのえのき。
カルシウム豊富なじゃこと独特な風味のセロリをアクセ
ントにしたスープです。

まいたけ・トマト・レタスのスープ

1人分	
エネルギー	33kcal
糖質	4.5g
塩分	0.8g

材料（1人分）

まいたけ	50g
レタス	20g
トマト	50g
チキンブイヨン	固形1/4個
水	150㎖
塩	少々
こしょう	少々

作り方

1 まいたけは食べやすい大きさにさく。レタスは一口大に切る。トマトはくし形に切る。

2 容器に1、ブイヨン、分量の水を入れる。

3 ラップをふんわりとかけて、3分加熱。

4 取り出して、塩、こしょうで味をととのえる。

マッシュルームとねぎのミルクスープ

1人分	
エネルギー	106kcal
糖質	12.4g
塩分	0.9g

材料（1人分）

マッシュルーム	50g
長ねぎ	40g
玉ねぎ	50g
ローリエ	1/4枚
チキンブイヨン	固形1/4個
水	50㎖
牛乳	100㎖
塩	少々
こしょう	少々

作り方

1 マッシュルームは薄切り。長ねぎはたて半分に切ってから、2㎝幅に切る。玉ねぎは薄切りにする。

2 容器に1、ローリエ、ブイヨン、分量の水を入れる。

3 ラップをふんわりとかけて、3分加熱。

4 取り出して、牛乳を加え、塩、こしょうで味をととのえる。

なめこ・春菊・めかぶのスープ

1人分
エネルギー 33kcal
糖質 3.0g
塩分 1.0g

材料（1人分）

なめこ	50g
春菊	30g
めかぶ	30g
刻み唐辛子	少々
チキンブイヨン	固形1/4個
水	150㎖
塩	少々
こしょう	少々
酢	大さじ1

作り方

1. なめこはさっと洗い、軽くぬめりを取る。春菊は2㎝幅に切る。
2. 容器に1、めかぶ、唐辛子、ブイヨン、分量の水を入れる。
3. ラップをふんわりとかけて、2分50秒加熱。
4. 取り出して、塩、こしょう、酢を加える。

えのき・セロリ・しょうがのスープ

1人分
エネルギー 44kcal
糖質 4.3g
塩分 1.1g

材料（1人分）

えのき	40g
セロリ	40g
しょうが	10g
ちりめんじゃこ	10g
だし汁	150㎖
塩	少々
しょうゆ	少々

作り方

1. えのきは根元を切り落とし、2㎝長さに切る。セロリは薄い小口切り。しょうがは千切りにする。
2. 容器に1、じゃこ、だし汁を入れる。
3. ラップをふんわりとかけて、3分加熱。
4. 取り出して、塩、しょうゆで味をととのえる。

■ベリーや黒豆に含まれるアントシアニンには血液をサラサラにする働きがあります。食後にもう一口欲しいとき、ほんのり甘みを感じられるデザートスープです。

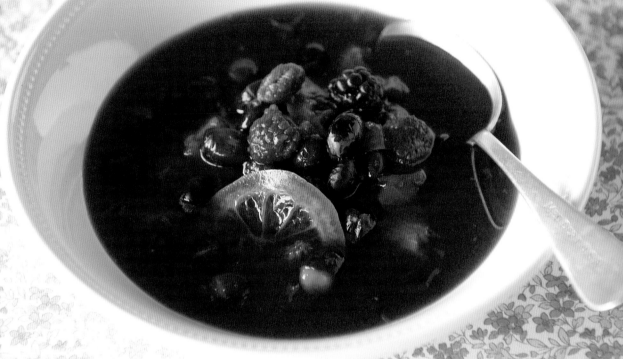

ミックスベリー・レモン・煎り黒豆のスープ

材料（1人分）

A
┌ 冷凍ミックスベリー ……… 50g
│ レモン（輪切り） ………… 2枚
├ 煎り黒豆 ……………… 15g
└ 水 ……………… 100㎖

レモン汁 ……………… 大さじ1

作り方

1人分
エネルギー	97kcal
糖質 8.5g	塩分 0g

1 容器にAを入れる。
2 ラップをふんわりとかけて、2分30秒加熱。
3 取り出して、レモン汁を加える。

※塩分は0.0gではありませんが、微量なので便宜上「0g」としています。

グレープフルーツと
オレンジの
緑茶スープ

■ 緑茶に含まれるポリフェノールの一種であるカテキンには血糖値の上昇を防ぐ働きがあります。甘くない、さっぱりとしたデザートスープです。

クルミ・クコ・
チョコレートのスープ

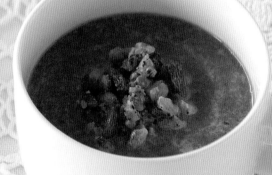

■ 特に中高年女性はカカオポリフェノールをとることでインスリン抵抗性、高血圧、LDL（悪玉）コレステロール値が改善するという研究結果が出ています。

	1人分	
エネルギー		46kcal
糖質 8.9g	塩分 0.2g	

材料（1人分）

グレープフルーツ	ホワイト	25g
	ピンク	25g
オレンジ		50g
緑茶		120㎖
塩		少々

作り方

1. グレープフルーツ、オレンジは薄皮をむいて、果肉を大きく割る。
2. 容器に 1、緑茶、塩を入れる。
3. ラップをふんわりとかけて、2 分加熱。

	1人分	
エネルギー		280kcal
糖質 11.9g	塩分 0.1g	

材料（1人分）

クルミ	20g
クコ	10粒 2g
高カカオチョコレート（72％）	10g
牛乳	120㎖

作り方

1. クルミは粗くすりつぶす。チョコレートは小さく割る。
2. 容器に 1、クコ、牛乳を加える。
3. ラップをふんわりとかけて、2 分 30 秒加熱。
4. 取り出してかき混ぜ、チョコレートを溶かす。

〈監修者〉
栗原　毅（くりはら・たけし）
栗原クリニック東京・日本橋院長。医学博士。北里大学医学部卒業。消化器内科、特に肝臓病学を専攻し、40年間臨床にたずさわる。東京女子医科大学教授、慶應義塾大学特任教授を歴任。2008年に消化器病、メタボリックシンドロームなどの生活習慣病の予防と治療を目的とした「栗原クリニック東京・日本橋」を開院。遠隔医療のパイオニアであり「血液サラサラ」の名付け親のひとりとしても知られる。脂肪肝、糖尿病、脂質異常症などの生活習慣病の予防や啓蒙活動に力を注いでいる。著書に『女性の「脂肪肝」がみるみる改善する方法』『[糖尿病] ヘモグロビンA1cをラクに下げる がんばらない食べ方』『薬に頼らず自分で改善！ 女性の高血圧・高血糖・糖尿病』（以上、PHP研究所）など多数。

〈料理〉
検見﨑聡美（けんみざき・さとみ）
管理栄養士、料理研究家。シンプルで簡単なのにおいしいレシピで人気。管理栄養士の立場から、ダイエットはもちろん、生活習慣病の予防や免疫力アップといった健康を考えた食事を提案している。和食をベースにした家庭料理はもちろん、中華やエスニックとアレンジの幅も広く、毎日の食事に変化をつけられることも好評。近著に、『作りおきできる減塩おかず』（女子栄養大学出版部）など多数。

糖尿病の名医が毎日飲んでいる
糖尿病・高血糖予防のラクうまレンチンスープ

2021年6月29日　第1版第1刷発行

監 修 者	栗 原	毅
料 理	検 見 﨑	聡 美
発 行 者	櫛 原	吉 男
発 行 所	株式会社PHP研究所	

京都本部 〒601-8411 京都市南区西九条北ノ内町11
　　　　　　　 教育出版部 ☎075-681-8732（編集）
　　　　　　 家庭教育普及部 ☎075-681-8554（販売）
東京本部 〒135-8137 江東区豊洲5-6-52
　　　　　　　　　 普及部 ☎03-3520-9630（販売）
PHP INTERFACE　https://www.php.co.jp/

印 刷 所	株 式 会 社 光 邦	
製 本 所	東京美術紙工協業組合	